Susanne Weikl

Harmonie
in **3** Minuten

36 Heilübungen für
eine **kraftvolle** Lebensgestaltung

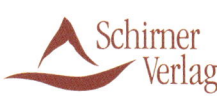
Schirner
Verlag

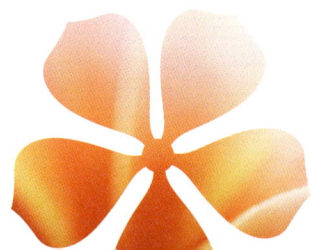

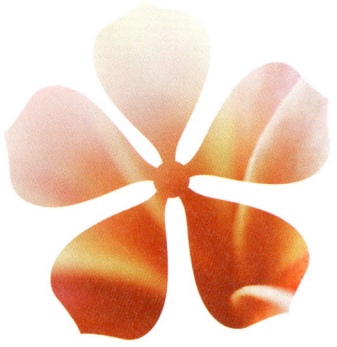

ISBN 978-3-8434-1230-8

Susanne Weikl:
Harmonie in 3 Minuten
36 Heilübungen für eine kraftvolle
Lebensgestaltung
© 2016 Schirner Verlag, Darmstadt

Umschlag & Layout: Silja Bernspitz,
Schirner, unter Verwendung von
#131941361 (© logoboom), #235829497
(© Chantall), www.shutterstock.com
Lektorat: Kerstin Noack, Schirner
Printed by: Ren Medien GmbH, Germany

www.schirner.com

1. Auflage Januar 2016

Inhalt

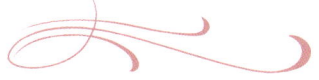

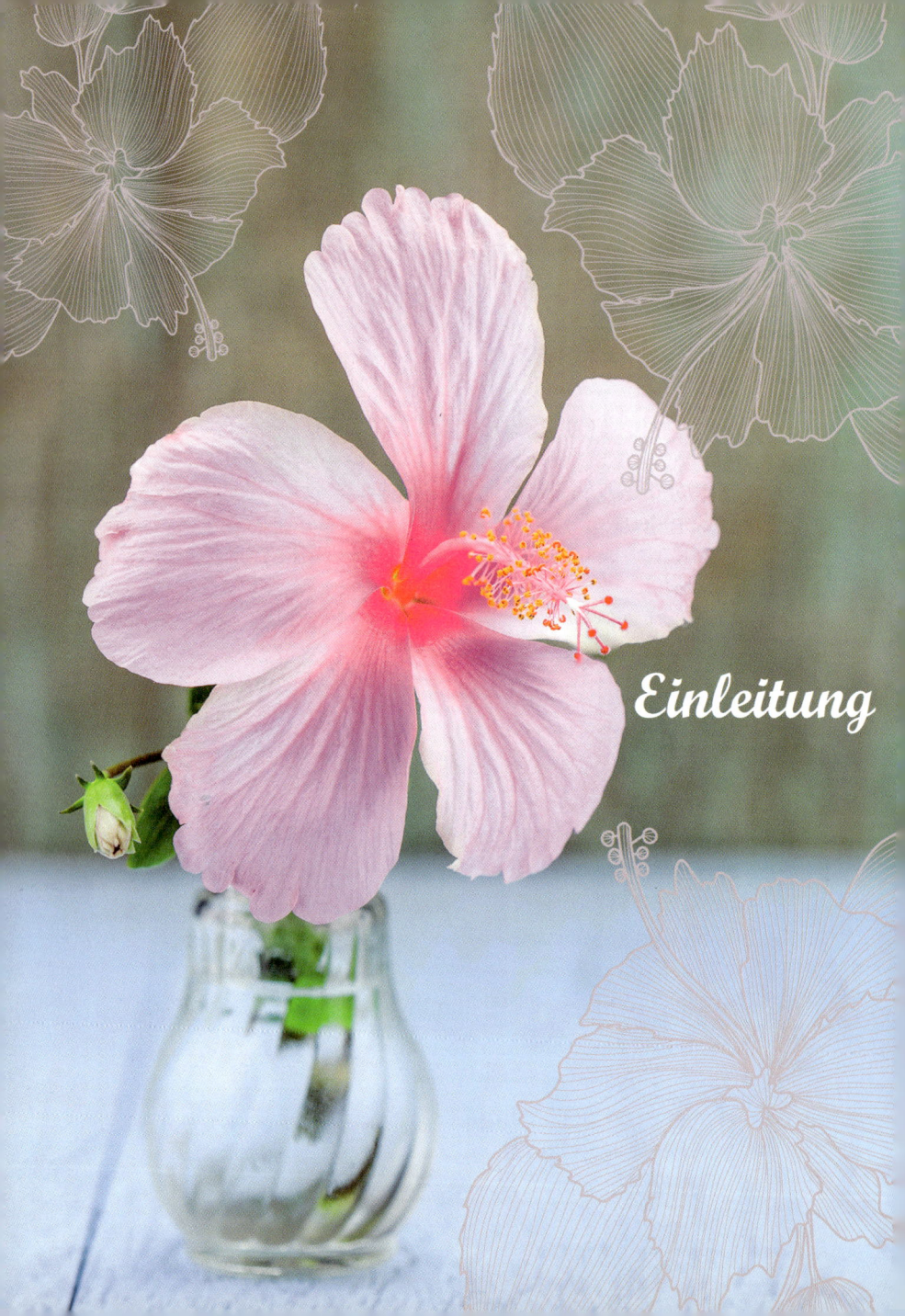

Einleitung

Vorwort von Serge Kahili King

Im Alter von vierzehn Jahren begann ich mit dem ernsthaften Studium der Huna-Philosophie. Während der folgenden 23 Jahre wurde ich auf traditionelle Weise von meinem Vater, meiner hawaiianischen Tante und meinem hawaiianischen Onkel ausgebildet, bis mein Onkel entschied, dass ich gut genug war, um aus dem Nest geworfen zu werden und selbstständig weiter zu lernen.

»Auf traditionelle Weise« bedeutet, dass der eigentliche Unterricht nur sporadisch stattfand, während des Arbeitens, Studierens oder Sich-Unterhaltens. Zwischen den Lehreinheiten wurde erwartet, dass ich das erlernte Wissen bei allem, was ich tat, praktisch anwandte. Beim nächsten Treffen sollte ich Fragen stellen, bezogen auf das, was ich in der Zwischenzeit gelernt und praktiziert hatte. Auf diese Weise vermehrte sich mein Wissen, und ich verfügte über eine Fülle an praktischen Anwendungsmöglichkeiten. Zu keinem Zeitpunkt gab es Prüfungen. Es war mir freigestellt, was ich lernte, wie ich lernte und ob ich dazulernte.

Als ich bereit war, selber Huna zu unterrichten, gab ich mein Bestes, diese Art der Wissensvermittlung auch in meine Gruppen und Kurse zu integrieren. Da ich Huna mit einer großen Anzahl von Menschen teilen wollte, passte ich das traditionelle Lernkonzept an. Außerdem berücksichtigte ich, dass viele meiner Studenten ein gewisses Maß an akademischem Hintergrund mitbrachten und eine andere Art des Lernens gewohnt waren.

Mein erster Versuch, die Grundlagen von Huna in einem »vernünftigen« Zeitraum zu unterrichten, brachte gemischte Ergebnisse. Die Studenten erreichten einen enormen Zuwachs an Wissen und lernten viele Methoden der praktischen Anwendung kennen. Doch nach neun Monaten, in denen

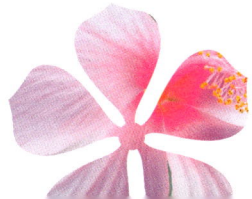

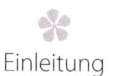

Einleitung

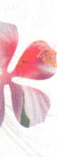

wir uns wöchentlich trafen, sagten meine Studenten: »Tolle Sache, aber was ist Huna eigentlich wirklich?«

In den Folgejahren gelang es mir, die Essenz von Huna in Form von sieben Gedanken bzw. Prinzipien zu beschreiben, die wesentlicher Inhalt dieses Buches sind. Die Prinzipien umfassen nicht die komplette Huna-Philosophie, doch sie tragen entscheidend dazu bei, Wissen und Wirkungskraft eines jeden Menschen zu intensivieren. Es ist nicht notwendig, alles über Huna zu wissen. Huna, so wie ich es unterrichte, ist so unglaublich anpassungsfähig und zweckdienlich, dass bereits einfache Kenntnisse der Philosophie zu immensen Vorteilen in den Bereichen Gesundheit, Reichtum, Glück und Erfolg führen können.

Was jedoch mehr als alles andere hilft, ist die Fähigkeit, in einem Zustand der Harmonie zu sein oder ihn zu erlangen. Im Zustand der Harmonie ist jeder Mensch sehr viel wirksamer in allem, was er tut oder anstrebt.

Dieses Buch bietet neben einer anschaulichen Darstellung der Philosophie mit wertvollen Beispielen, die Huna noch verständlicher machen, auch 36 Übungen an, die jeder durchführen kann, um sehr schnell Körper, Geist und Seele zu harmonisieren.

Die Übungen sind sehr kurz. Wie die Autorin weiß, ist Harmonie unser natürlicher Zustand, und Harmonie wiederzuerlangen erfordert nicht viel Zeit. Es *kann* eine Menge Zeit in Anspruch nehmen, muss es aber nicht.

Ich empfehle dieses Buch wärmstens allen Menschen, die einen neuen Weg beschreiten wollen, der einfach, leicht und wirksam ist – und auch denen, die sich in schwierigen Situationen kreative Impulse wünschen.

Hawaii, April 2015
Serge Kahili King

Wage Unmögliches – die Legende von Maui Kupua

Maui Kupua, der schlaue Halbgott und Meisterschamane, ist einer der legendärsten Figuren der Hawaii-Inseln. Maui ist so beliebt, weil er sich an scheinbar Unmögliches heranwagt.

Vor langer, langer Zeit lag die Welt in völliger Dunkelheit, denn Himmel und Erde waren sich sehr nahe. Es war sehr heiß, die Menschen konnten sich nur kriechend voranbewegen, und die Pflanzen hatten nicht genug Platz zum Wachsen. Eines Tages stieß Maui beim Kriechen mit einer Frau zusammen, und das machte ihn sehr zornig. Doch die Frau sagte mit sanfter Stimme zu ihm: »Du bist Maui, du hast besondere Fähigkeiten, warum hebst du nicht den Himmel an, dann könnten wir alle aufrecht gehen.«

Die Frau war sehr hübsch, und Maui antwortete ihr: »Wenn du mir einen Schluck Wasser aus deiner Kalebasse[1] gibst, werde ich den Himmel für dich anheben. Die Frau stimmte zu, Maui trank einen Schluck, drehte sich auf den Rücken und begann, mit den Schultern den Himmel nach oben zu drücken. Das Unmögliche geschah, und der Himmel gab nach. Im Stehen schob Maui mit seinen Händen den Himmel immer weiter nach oben. Dadurch konnten die Berge und Bäume in die Höhe wachsen. Schließlich stieg Maui auf den höchsten Berg, und mit einem letzten, kräftigen Stoß hob er den Himmel dahin, wo er heute noch ist.

Diese Geschichte ist wahr, denn der Abstand zwischen Himmel und Erde ist erhalten geblieben. Die Menschen haben sich aufgerichtet. Doch nutzen sie den gesamten Raum, der sich ihnen eröffnet hat?

Was würden Sie alles tun, wenn Sie Maui wären?

1 Gefäß, das aus der ausgehöhlten und getrockneten Hülle des Flaschenkürbis hergestellt wird. Sie kann zum Transport von Flüssigkeiten oder als Musikinstrument verwendet werden.

Einleitung

Harmonie in 3 Minuten – das ist wirklich möglich!

Aloha und herzlich willkommen in der Welt von Huna. Wie schön, dass wir zusammen Huna und meine Erfahrungen mit Huna erkunden. Es erwarten Sie spannende Einblicke und wundervolle Erkenntnisse, die Sie befähigen, Ihr Himmelsgewölbe anzuheben und Ihre Harmonie zu erhöhen.

Ich habe die Legende von Maui ganz bewusst an den Anfang meines Buches gestellt. Sie beschreibt, was Huna für mich darstellt: Etwas, was mich unterstützt, meinen Himmel anzuheben, an den Stellen, wo ich den Kopf frei haben will, und überall dort, wo ich mehr Harmonie haben möchte. Meine Begegnung mit Huna hat mein Himmelsgewölbe angehoben, und dieses Buch hilft Ihnen, Ihres anzuheben. Dabei treten Sie in die Fußstapfen von Maui, wagen sich an Dinge, die Sie früher für unveränderbar gehalten hätten und sind fasziniert, was möglich ist: Harmonie in 3 Minuten!

Warum Huna?

Huna bereichert mein Leben wie kein anderes System zuvor. Ich spüre mehr Lebensfreude, lebe eine alltagstaugliche Spiritualität, bin voller Energie und richte mich auf Harmonie aus. Bis mir Huna begegnet ist, war ich kein unbeschriebenes Blatt. Ich hatte meine Praxis schon einige Jahre, war tief vertraut mit Kinesiologie, Meditation, Energiearbeit und Schamanismus und war den unterschiedlichsten Heilern weltweit begegnet. Dennoch hat Huna mich und meine Heilarbeit auf eine sehr positive Weise nachhaltig verändert. Ich habe entdeckt, dass Harmonie in drei Minuten möglich ist.

Was macht mich aus?

Ich bin ein Mensch, der gerne selbstbestimmt und frei arbeitet. Außerdem bin ich ungeduldig und will schnell Resultate sehen. Ich mag es, wenn die

Dinge umkompliziert und einfach sind. Wenn mich etwas anspricht, will ich es ausprobieren und sehen, wie es wirkt, ohne dabei lange Gebrauchsanleitungen studieren zu müssen. Ich vertraue nur dem, was ich selber erfahren und erlebt habe. Ich mag es nicht, mich einzugrenzen und habe es gern, wenn ich Bekanntes und Neues miteinander kombinieren kann. Wenn es Ihnen ähnlich geht, dann werden Ihnen Huna und dieses Buch gefallen.

Sehr am Herzen liegt mir, dass Heilung spielerisch und intuitiv ist und Spaß macht. In meiner Heilarbeit will ich mich auf das Wesentliche konzentrieren, ohne endlose Rückblicke in Vergangenes. Ich bevorzuge einfache Lösungen und biete einen Heilweg an, der Sie unterstützt, den Moment zu genießen, energievoll zu sein und mit Situationen so umzugehen, dass Sie schnell wieder in Harmonie sind.

Harmonie in 3 Minuten

Harmonie ist ein essenzieller Bestandteil jeder Heilarbeit und unser natürlicher Seinszustand. Mit diesem Buch lernen Sie, der Harmonie in sich mehr Aufmerksamkeit zu schenken. Harmonie vergrößert sich mit jedem Gedanken, jeder Erkenntnis, jeder Gefühlsregung, die einen heilenden Hintergrund hat. Es ist nicht entscheidend, in welchem Umfang sich Ihre Harmonie vergrößert hat. Entscheidend ist, dass sie sich vergrößert hat! Jeder kleine Same ist ein Impuls, der wachsen will. Im Verlauf des Buches werden Sie sehen, dass sich das, worauf Sie sich konzentrieren, weiter vermehrt.

Deshalb sind auch die 36 Heilübungen darauf ausgerichtet, die Harmonie in Ihnen zu vergrößern. Jede Übung im ersten Teil des Buches lädt Sie ein, nachzuspüren, wie sich Ihr Wohlgefühl verändert hat. Jede Erhöhung Ihres Wohlgefühls erhöht die Harmonie in Ihnen und bringt Körper, Seele und Geist in Einklang. Harmonie ist der Schlüssel dafür, dass Ihre Selbstheilungskräfte gut ihre Arbeit tun können. Lassen Sie sich von der Harmonie dieses Buches tragen!

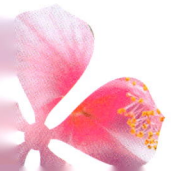

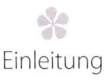

Wie hoch darf Ihr Himmelsgewölbe sein, wie viel Platz wollen Sie haben? Es gibt keine Grenze, Sie können Ihr Himmelsgewölbe anheben, so hoch Sie wollen. Ich finde, es ist Zeit, Ihre magisch kreative Kraft dafür einzusetzen. Lassen Sie sich dabei von dem Gedanken begleiten, dass viel mehr möglich ist, als Sie sich bisher vorstellen konnten.

Das bringt uns zurück zur Ausgangsfrage: Ist Harmonie in drei Minuten möglich? Ja, für mich eindeutig ja. Bald auch für Sie!

Heben Sie Ihren Himmel an, und schenken Sie sich Harmonie in drei Minuten!

Alles Liebe und eine herzliche Umarmung

Susanne Weikl

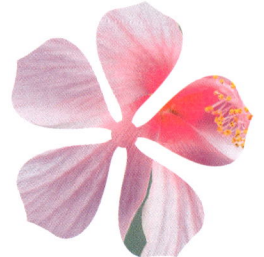

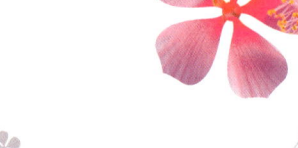

Kurze Gebrauchsanleitung

Der erste Teil dieses Buches macht Sie auf sehr anschauliche und praktische Weise mit dem Grundwissen von Huna vertraut und zeigt Ihnen vielfältige Anwendungsmöglichkeiten. Im zweiten Teil wecken Sie Ihre intuitiven Fähigkeiten und versorgen sich mit 36 magischen Heilübungen. Jede Übung dauert eine gefühlte Minute. Es sind einfache und wirksame Übungen zugleich.

Wollen Sie sofort an einem konkreten Anliegen arbeiten, dann gehen Sie zu Teil II, zu den magischen Heilübungen. Machen Sie sich, bevor Sie loslegen, mit der Einführung dazu vertraut. Suchen Sie sich ein Anliegen aus, an dem Sie arbeiten wollen, stellen Sie eine Frage, finden Sie die passende Heilübung, und führen Sie sie aus.

Sind Sie eher ein Mensch, der sich mit den Hintergründen vertraut machen will, dann lesen Sie das Buch von Anfang an. Vertiefen Sie sich darin, machen Sie in Teil I die Übungen, die Sie ansprechen, und erschließen Sie sich die Welt von Huna. Fühlen Sie sich frei, sich zwischen Teil I und Teil II hin- und herzubewegen. Tun Sie, was Ihnen guttut, das ist Huna, so, wie ich es sehe!

Denken Sie daran, jeder Gedanke, jede Erkenntnis, jede Übung, jede Gefühlsregung, die Ihr Wohlgefühl beim Lesen dieses Buches erhöht, erhöht die Harmonie in Ihnen!

Harmonie
liebevolles Akzeptieren
entspanntes Gespannt-Sein
aus seiner Kraft agieren
wirkungsvoll

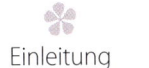

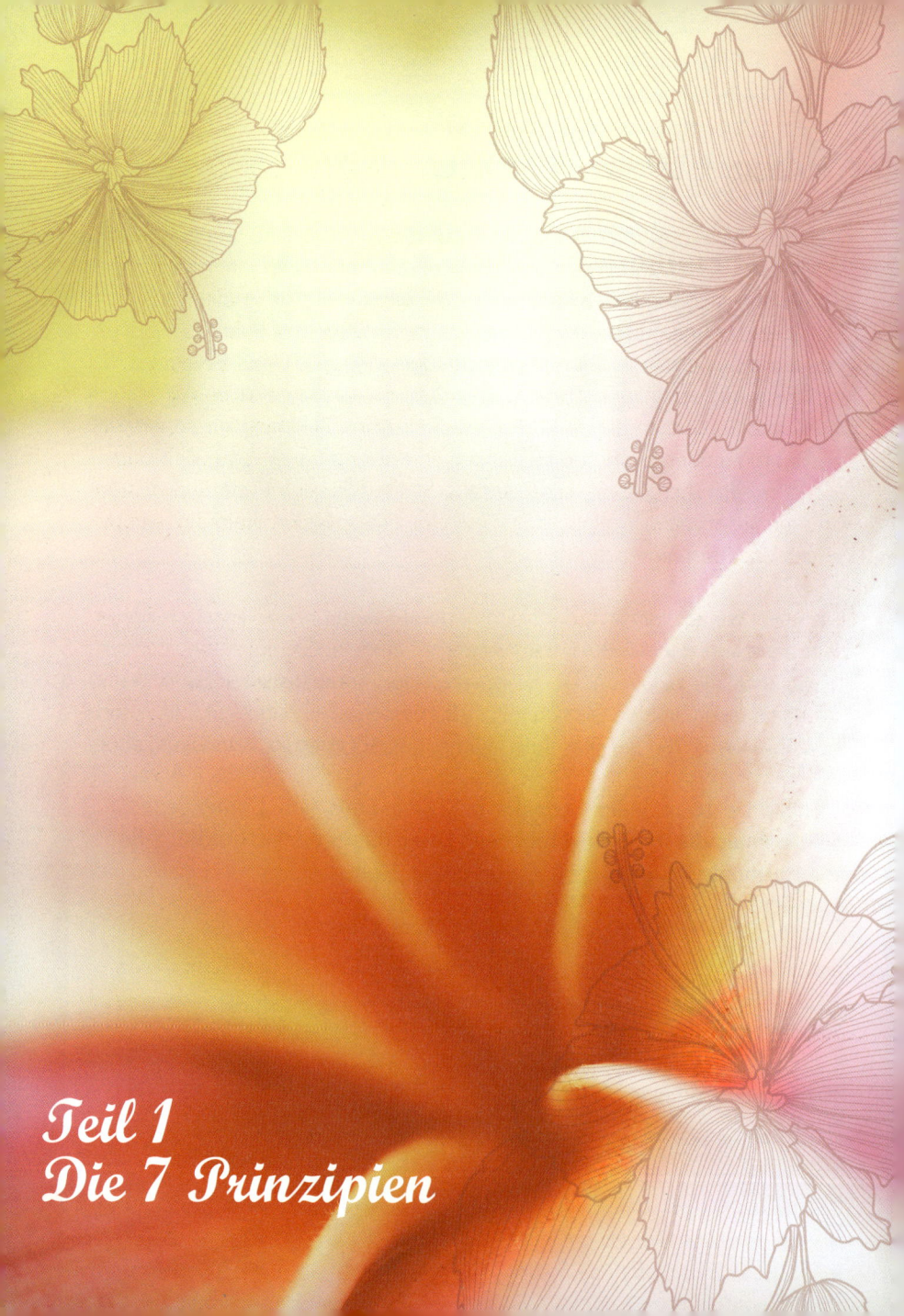

Teil 1
Die 7 Prinzipien

Huna – Das Leben ist ein Abenteuer

Was ist Huna?

Huna ist eine Lebensphilosophie aus Hawaii. Sie lehrt Sie die Kunst der Lebensgestaltung. Als eine der ältesten Weisheitslehren überhaupt unterstützt Huna Sie dabei, dauerhafte Verbesserungen in jedem Bereich Ihres Lebens herbeizuführen. Huna hat kein Verfallsdatum, es ist immer gültig. Ein Huna-Praktizierender im Jahre 2015 kann von diesem Wissen genauso profitieren und es in seinem alltäglichen Leben anwenden, wie es die alten Hawaiianer früherer Zeiten konnten. Die Menschen von früher wünschten sich, genauso wie die Menschen von heute, Glück, Gesundheit und persönliches Wachstum.

Huna hat wenige, dafür sehr essenzielle theoretische Grundlagen und bietet eine Fülle von praktischen Übungen für die Anwendung im Alltag. Um mit Huna zu arbeiten, bedarf es keiner bestimmten Glaubenshaltung oder Weltanschauung. Jeder kann es nutzen, die Mutter genauso wie der Politiker, der Sportler, die Therapeutin oder der Banker. Die Anwendungsmöglichkeiten sind unbegrenzt. Sie können Huna einsetzen, um Ihre Gesundheit oder Ihre Beziehungen zu verbessern, Ihre Persönlichkeitsentwicklung voranzubringen, erfolgreicher zu werden oder die Harmonie in sich oder Ihrem Umfeld zu vergrößern. Huna eignet sich für die Arbeit mit Menschen genauso wie mit Tieren, Pflanzen und Dingen.

Im Huna arbeiten Sie mit Liebe, Vorstellungskraft und dem Vertrauen auf den Erfolg. Huna gibt Ihnen Impulse, Ihr Leben leichter zu bewältigen, und macht Ihnen bewusst, dass Sie die Fähigkeit haben, Kräfte zu steuern und Einfluss zu nehmen. Sie können mit Huna Ihre Lebensqualität verbessern, Ziele leichter erreichen und Veränderungen bewusst gestalten.

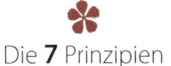
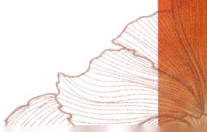

Was bedeutet Huna?

Huna, als hawaiianisches Wort, kann übersetzt werden mit »das verborgene Geheimnis«. Damit ist nicht gemeint, dass es sich um ein geheimgehaltenes Wissen handelt. Im Gegenteil: Huna ist für alle zugänglich. Das Geheimnis liegt darin, zu erkennen, wie das Leben funktioniert. Dieses Wissen ist Ihrem normalen Alltagsgeist nicht zugänglich. Deshalb leitet Sie Huna an, genauer hinzuschauen, damit die nicht sichtbaren Kräfte sichtbar werden und Sie davon profitieren können.

Was nicht sichtbar ist, ist die magisch kreative Kraft, die jedem Menschen angeboren ist und mit der er sein Leben gestaltet. Sie wirkt im Verborgenen, weil viele Menschen sie nicht wahrnehmen oder nicht darüber Bescheid wissen. Die Wirkung dieser Kraft beginnt im Geist und entfaltet sich dann in der Materie. Das Zusammenspiel aller Kräfte, der physischen, emotionalen, mentalen und spirituellen, ist nötig, um Einfluss auf das Leben zu nehmen.

Huna lehrt Sie, zu erkennen, was Ihr Leben beeinflusst, und macht Sie mit den Spielregeln des Lebens vertraut. Mit Huna finden Sie Lösungen, die Ihnen bisher nicht zugänglich waren, öffnen Sie neue Kanäle des Wissens und bilden Sie Sensoren für intuitive Wahrnehmung aus.

Was zeichnet Huna aus?

Huna ist einfach und klar. Die alten Hawaiianer waren Meister darin, auf ungewöhnliche und sehr genaue Weise das Leben zu betrachten, und sehr praktisch veranlagt. Sie schulten ihr Bewusstsein, um herauszufinden, nach welchen Prinzipien das Leben funktioniert und wie Gesundheit auf allen Ebenen verbessert werden kann. Was sie beobachtet und erfahren haben, wurde sofort ausprobiert. Das Ergebnis und der Nutzen ihrer Heilarbeit waren ausschlaggebend. Sie hatten weder Interesse an wissenschaftlichen Abhandlungen, noch waren sie auf der Suche nach der absoluten Wahrheit. Daraus ist ein hoch entwickeltes System der Integration von Körper, Geist und Seele entstanden.

Die praktische Orientierung verbunden mit der Ausrichtung auf Wirksamkeit macht Huna zu einem hoch effektiven System. Für Huna ist, sein Selbst zu meistern, der Schlüssel zur Meisterung des Lebens. Deshalb lernen Sie, Ihr Bewusstsein bewusst zu nutzen und Ihr Leben mit einfachen und zugleich wirksamen Methoden aktiv zu verbessern.

Huna stellt ein mögliches Denkmodell für das Leben und die Sicht auf die Welt dar. Es nimmt für sich nicht in Anspruch, allein seligmachend zu sein, das würde im Widerspruch zu seinen Grundprinzipien stehen. Diese Lebensphilosophie ist menschlich, fundiert und spirituell zugleich. Im Huna geht es niemals um »richtig« oder »falsch«, sondern immer darum, im jeweiligen Kontext das »Richtige« zu tun. Huna betrachtet das Leben als Spiel. Kampf und Flucht werden durch spielerische und friedliche Elemente ersetzt.

Wie wird Huna vermittelt?

Jeder Mensch kann Huna lernen. Huna geht davon aus, dass alle Menschen schamanische Fähigkeiten besitzen. Sie müssen nur entwickelt und trainiert werden, damit sie wieder zum Vorschein kommen.

Das Wissen von Huna ist jederzeit zugänglich, und Sie bestimmen, in welchem Tempo und mit welcher Intensität Sie diese Wissensbibliothek nutzen wollen. Da sich Huna im Wesentlichen durch Erfahrung erschließt, ist es ideal für Praktiker. Der übliche Weg ist, dass Sie sich Wissen aneignen, es ausprobieren, umsetzen und auf Ihre Bedürfnisse ausrichten. Aufgrund Ihrer Erfahrungen entscheiden Sie, welche Themen Sie vertiefen und welche neuen Wissensbereiche Sie sich erschließen wollen.

Huna geht davon aus, dass alles Wissen immer für uns bereitliegt. Wir müssen nur entdecken, wie wir Zugang dazu finden. Lassen Sie es mich so erklären: Wenn Sie Ihre linke Hand auf den Tisch legen, dann sehen Sie nur den Handrücken, die Handinnenfläche ist nicht sichtbar. Der Handrücken stellt Wissensbereiche dar, die sofort sichtbar sind und die Sie kennen. Die Handinnenfläche steht für Bereiche, die noch im Verborgenen liegen, aber dennoch vorhanden sind. Sie können nun Möglichkeiten ergreifen, auf die Handinnenfläche zu schauen, indem Sie z. B. Ihre Hand umdrehen und sich sinnbildlich diese Wissensbereiche erschließen. In der Praxis würde das bedeuten, dass Sie sich durch Fragen, Anwenden, Sich-Austauschen, Lesen oder andere Wege das, was verborgen ist, erschließen.

Im Huna gibt es kein klassisches Lehrer-Schüler-Verhältnis. Der Begriff Student passt meines Erachtens sehr viel besser zu Menschen, die Huna lernen und praktizieren. Huna fordert uns auf, aktiv zu sein, zu forschen und Fragen zu stellen.

Mein Weg zum Alaka'i

Ich möchte Ihnen von meinem Training zum Alaka'i (Huna-Lehrer) berichten, weil es Ihnen ein Bild davon vermittelt, wie ich Huna lebe und vermittle.

Ein Alaka'i wird jemand genannt, der den Pfad kennt, ein Navigator im Meer des Wissens oder einfach jemand, der aufgrund von intensivem Studium, Erproben und Selbsterfahrung Wissen vermittelt.

Fasziniert hat mich an diesem Training die Freiheit. Ich musste keinem festgelegten Pfad folgen, sondern konnte meinen eigenen Pfad finden und diesen so einfach, effektiv und kraftvoll wie möglich gehen. Ich konnte den Pfad meinen Bedürfnissen und Zielen anpassen und durch Erfahrungen und Experimentieren selber herausfinden, was wirkt und was nicht. Wenn ich nicht weiterkam, las ich darüber, dachte nach und stellte Fragen. Das öffnete mir weitere Türen, und so begann für mich ein dynamischer Prozess des Lernens. Ich war hoch motiviert, weil ich schnell spürte, was alles in mir steckte und was ich alles in diesem »Freiraum« bewegen konnte. Letztendlich habe ich herausgefunden, dass ich immer frei bin. Ich bin frei, mein Gedankenmodell zu ändern, meine Reaktion, meine Einschätzung, und vor allem bin ich frei, mich selbst zu ermächtigen, frei zu sein. Mein

Selbstvertrauen und mein Glaube an meine Macht, mich und mein Leben im positivsten Sinne zu beeinflussen, sind enorm gewachsen.

Was macht Huna so attraktiv?

* Huna ist eine praktische Lebensphilosophie ohne fest-stehende Dogmen.
* Huna ist mit allen anderen Heilmethoden kompatibel.
* Huna ist ein aktiver Ausweg aus dem Gefühl der Ohnmacht.
* Die Techniken selbst erfordern keinerlei Hilfsmittel und sind spektakulär einfach umzusetzen.
* Huna ist für jeden Menschen geeignet, der selbstbestimmt und frei sein Leben gestalten will.
* Huna stärkt enorm das Selbstvertrauen und die Selbst-ermächtigung.

Welchen Ursprung hat Huna?

Huna ist so alt wie die Menschheit selbst und hat seinen Ursprung im po-lynesischen Raum. Nach der Entdeckung der Inseln durch Captain Cook konnte Huna lange Zeit nur im Verborgenen praktiziert werden. Die An-wendung schamanischer Techniken, zu denen Huna gehört, war in Hawaii bis in die Siebzigerjahre des letzten Jahrhunderts gesetzlich verboten. Das Interesse der westlichen Welt rettete dieses wertvolle Wissen vor dem Un-tergang, und so können wir heute diesen Wissensschatz für uns nutzen. Serge Kahili King ist wohl einer der prominentesten Vertreter der Neuzeit. Er hat es verstanden, das »alte Wissen« verständlich in die moderne Welt zu tragen. Bei Serge Kahili King habe ich Huna studiert.

Wie in jeder Kultur gibt es auch in Hawaii wunderbare Legenden, Götter und Mythen. Diese Darstellung von Huna wäre nicht komplett, wenn nicht eine dieser Legenden darin Platz fände. Ich möchte Ihnen die Legende, wie Huna entstanden ist, erzählen:

»Es war einmal, lange, lange vor unserer Zeitrechnung, da kamen Menschen von einer Gruppe von Sternen, die wir jetzt als die Plejaden kennen, in dieses Sonnensystem. Sie flohen vor einer Katastrophe und ließen sich auf einem Kontinent im Pazifik nieder, der uns aus Legenden als Mu bekannt ist. Sie nannten sich die Menschen von Mu. Von anderen wurden sie Menehune, ›die Menschen der geheimen Kraft‹, genannt, weil sie über besondere psychische Kräfte verfügten. Sie waren kleine Menschen und sehr fleißig. Ihr Wissen nannten sie Huna, eine grundlegende Philosophie für ein erfolgreiches Leben. Als sie sich etabliert fühlten, unterrichteten sie die Erdmenschen und erschufen dazu eine Sprache, die einfach zu lernen war. Diese Sprache war so strukturiert, dass sie das Wissen über Huna in sich barg. Damit war gewährleistet, dass das Wissen solange verfügbar war, wie die Sprache in Gebrauch war. Wir kennen diese Sprache heute als polynesisch. Es gab Menschen, die zum Kontinent Mu kamen, um zu lernen, und die Menehune schickten Lehrer in alle Teile der Welt.

Viele Jahrhunderte lief alles gut, bis die Mu einen fatalen Fehler machten. Sie ignorierten das Kriegsgeschehen auf einem anderen Planten, bis es in solchem Ausmaß eskalierte, dass die Menschen dort schließlich ihren Planeten in die Luft sprengten. Die Zerstörung dieses Planeten hatte eine so verheerende Umwälzung im gesamten Sonnensystem zur Folge, dass der Kontinent von Mu in eine andere Umlaufbahn fiel. Das verursachte intensive Vulkanausbrüche und Erdbeben. Als sich so etwas wie Stabilität wieder eingestellt hatte, blickten die Überlebenden auf eine neue Erde. Der Kontinent Mu hatte sich gewandelt und bestand nun aus zerstreuten Inseln, umgeben von einem weiten Ozean.

Die Überlebenden blickten auf eine neue Erde. Manche gaben den Menehune die Schuld an dem, was geschehen war, sodass sich diese verstecken mussten. Heute gibt es unzählige Geschichten von magischen, kleinen Wesen, die versteckt in den Wäldern und tiefen Tälern leben und über magische Fähigkeiten verfügen. So haben die Menehune ihren Platz in der polynesischen Mythologie bekommen.

Die Tradition des Huna blieb erhalten und wurde von kleinen Gruppen weitergeführt. Diese lehrten die Menschen, ihre psychischen Fähigkeiten auf bewusste und liebevolle Weise einzusetzen mit dem Ziel, Frieden und Harmonie zu vergrößern. Wichtig war ihnen, die Einfachheit des Huna zu wahren. Meistens wirkten sie im Verborgenen und konnten auf diese Weise das Wissen für uns bewahren.«

Heute leben wir in einer Zeit der weltweiten Kommunikation, der Bewusstseinserweiterung, der Toleranz und der Neugier auf fremde Kulturen und Denkweisen. So gilt heute für Huna der Grundsatz: »*Ahuwale ka nane huna*« – »Das, was verborgen war, soll offenbart werden!«

Huna und Beziehungen

Liebevoll zu leben und Beziehungen harmonisch zu gestalten, ist die Basis von Huna. Die Hawaiianer sehen alles in Form von Beziehungen: die Beziehung zu sich selbst, zu anderen Menschen, zu anderen Lebewesen, zu allem im Universum.

So haben Sie nicht nur Beziehungen zu Menschen oder Tieren, sondern auch zu Orten, Ideen und Gegenständen, wie z. B. zu Ihrem Computer, zu Ihrer Kaffeemaschine und zu Ihrem Auto. Je harmonischer eine Beziehung zu jemandem oder etwas ist, desto besser.

Als Huna-Praktizierender konzentrieren Sie sich darauf, Beziehungen zu harmonisieren. Sie schauen sich die Beziehungen zwischen Körper und Geist, zwischen Menschen, zwischen Menschen und ihren Lebensumständen sowie zwischen Menschen und der Natur an. Wenn sich durch Ihre Heilarbeit die Liebe und Harmonie in einer Beziehung vergrößert hat – egal, in welchem Umfang – waren Sie wirksam.

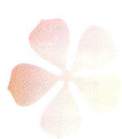
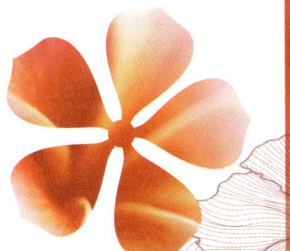

Die **7** Prinzipien

Po und Ao

Po ist die unsichtbare Wirklichkeit und Ao die sichtbare Welt. Alles beginnt in Po, das wir mit unseren Sinnen nicht erfassen können, und zeigt seine Wirkung in Ao. Po ist die innere, geistige Welt, die Bewusstseinskraft jedes Lebewesens. In Po wird die äußere Realität geschaffen. Ao ist die äußere Realität, die Materie, der Körper. Ao ist das sichtbare Ergebnis der geistigen Arbeit in Po.

Die Planung Ihres Urlaubs beginnt in Po, in Ihrer Gedankenwelt. Sie erinnern sich an vergangene Urlaube, durchforsten Ihr Gedächtnis nach neuen Urlaubszielen, träumen sich an verschiedene Plätze, wägen ab, ob Sie Strand oder Abenteuer bevorzugen und bewegen Ihre Ideen in sich. Irgendwann kommt der Moment, wo Sie zur Tat schreiten, zu recherchieren beginnen und den Urlaub buchen. Damit kommt Ao ins Spiel und zeigt Ihnen die sichtbaren Ergebnisse Ihrer »unsichtbaren« Arbeit in Po. Alles beginnt in Po, mit einem Gedanken, einer Vision, Idee oder Ansicht. Po ist, wenn Sie so wollen, das Zauberfass, in dem Sie die Zutaten mixen, um in Ao ihre Wirkung zu erfahren.

Wer die Kraft von Po ignoriert, ist nur halb so wirksam. Denken Sie nur an Einstein. Einsteins Lehrer waren seine Intuition und seine Träume. Er hat sein Wissen in Po erfahren und diese Impulse in seiner Arbeit in Ao umgesetzt.

Huna ermöglicht Ihnen, mit den unsichtbaren Aspekten der Natur und Ihrer inneren Natur Erfahrungen zu machen. Setzen Sie unsichtbar nicht mit wirkungslos gleich. Die unsichtbaren Kräfte sind unglaublich wirksam.

Huna und Abenteuerschamanismus

Es gibt zwei Grundrichtungen in den schamanischen Traditionen: den Kriegerschamanen und den Abenteuerschamanen. Huna folgt dem Weg des Abenteuerschamanen. Die Grundrichtungen unterscheiden sich in ihrer Weltanschauung und in der Art und Weise, wie sie ihre Macht nutzen.

Beide werden ähnliche Ergebnisse erzielen, nur der Weg und die Herangehensweise sind unterschiedlich. Ich glaube, dass Abenteuerschamanen mehr Spaß am Leben haben, weil sie harmonisieren statt zu kämpfen.

Für den Kriegerschamanen ist die Welt ein unsicherer Ort und voller Gefahren. Er konzentriert sich auf die Entfaltung von Macht, um das Böse zu bezwingen. Er personifiziert Angst, Krankheit und Disharmonie und sieht sie als Feinde an. Krankheit wird er als eine böswillige Macht betrachten, die man zerstören oder neutralisieren muss.

Ein Abenteuerschamane dagegen sieht die Welt als einen aufregenden Ort, an dem Abenteuer erlebt und Herausforderungen gemeistert werden können. Er verstärkt seine Macht, um Einfluss auf sein Leben zu nehmen. Er wird Zustände de-personifizieren, d. h. sie als Resultat von Disharmonie behandeln. Krankheit gilt als selbst erzeugt und wird als eine Auswirkung von Stress und hoher Anspannung betrachtet. Sie manifestiert sich dort, wo die Anspannung sich konzentriert. Heilen heißt, Energie zum Fließen zu bringen und Liebe und Harmonie zu erhöhen. Auf diese Weise wird das natürliche Bestreben des Körpers, sich zu heilen, unterstützt, und statt Kampf findet eine friedliche Transformation statt.

Ruth steckt in der Abschlussphase eines großen Projekts. In ihrer Firma grassiert gerade eine Grippewelle. Krank zu sein wäre für sie zum jetzigen Zeitpunkt fatal. Bei jedem Niesen eines Kollegen zuckt sie zusammen und fürchtet, dass sich einer dieser Grippenviren bei ihr einnistet.

Ein Kriegerschamane würde Ruth helfen, einen Schutzschild aufzubauen und sie anleiten, die Viren zu bekämpfen und zu zerstören. Der Abenteuerschamane hingegen würde Ruth dabei unterstützen, wirkungsvoll von ihrem Körper zu fordern, dass er alle seine Mittel einsetzt, um gesund zu bleiben. Er würde Ruth zeigen, wie sie mit der Kraft ihres Willens das natürliche Bestreben des Körpers nach Wohlgefühl unterstützen und harmonisch mit den äußeren Umständen umgehen kann.

Der Abenteuerschamane benutzt keinerlei Hilfsmittel (Trommel, Rasseln, Gesang), um Huna anzuwenden. Er sieht nicht einmal den Trancezustand selbst als notwendig für seine Tätigkeit an. Er betritt die nicht alltägliche Wirklichkeit schlicht durch Verlagerung seines Bewusstseins (ähnlich wie Sie sich abwechselnd auf die linke oder rechte Hand konzentrieren können). Damit kann er völlig unauffällig in jeder beliebigen Situation oder Umgebung wirken. Als Abenteuerschamane können Sie beispielsweise schamanischen arbeiten, während Sie mit Freunden im Restaurant sitzen und sich unterhalten. Weder Ihre Freunde noch andere Gäste würden davon etwas merken, wohl aber die Wirkung Ihrer Heilarbeit erfahren.

Während meines Urlaubs in Sri Lanka besuchte ich eine Beobachtungsstation für Meeresschildkröten. Nachts um 9 Uhr saßen alle Besucher zusammen am Strand und warteten gespannt darauf, eine Schildkröte zu sehen, die zur Eiablage kommt. Während des Wartens unterhielt ich mich mit verschiedenen Leuten und ging gleichzeitig mit den Naturkräften in Kontakt, um sie zu bitten, unseren Wunsch zu unterstützen. Bald kam der Ruf, dass eine Schildkröte an Land gekommen war. Wir stapften in der Dunkelheit durch den Sand und konnten hautnah am »Nestbau« einer grünen Meeresschildkröte teilhaben. Der Einsatz von Blitzlicht war verboten, doch manche Besucher hielten sich nicht daran und verschreckten das Tier immer wieder. Ich baute ein harmonisches Energiefeld um das Tier, das es bei Bedarf nutzen konnte und hüllte die Gruppe in ein farbiges Licht, damit sich die Anspannung bei jedem reduzierte. Gleichzeitig beobachte ich fasziniert die Schildkröte. Am Ende erlebten wir alle den erhebenden Moment, als die große grüne Schildkröte wieder im vom Mond beschienenen Meer verschwand.

An diesem Beispiel wird das Zusammenwirken von Ao und Po deutlich. Während meiner Unterhaltung mit den anderen Besuchern (Ao) arbeitete ich in Po, wenn ich mit den Naturkräften in Verbindung ging oder ein Energiefeld um die Schildkröte legte.

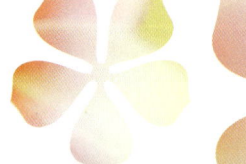

Als Abenteuerschamanin betrachtete ich die Blitzlichtbenutzer nicht als Störenfriede oder Feinde, sondern verstärke durch meine Heilarbeit die Harmonie in unserer Beziehung.

Wie werden Sie Abenteuerschamane?

Ganz einfach, Sie entscheiden sich, einer zu sein. Es bedarf dazu keiner formalen Initiation oder eines Lehrers. Was passiert, wenn Sie sich dazu entschieden haben? Dann sehen Sie die Welt aus dem Blickwinkel eines Abenteurers. Abenteuerschamane zu sein, ist ein wunderbares Abenteuer. Es macht Ihr Leben bunt und aufregend und verbindet Sie mit der Fülle des Universums. Abenteuer sind aufregend, faszinierend und beglückend. Die Welt wird für Sie zu einem interessanten Ort mit neuen Möglichkeiten und mit Herausforderungen, die Sie mit Weisheit und Wissen meistern können. Der Einsatz Ihrer mentalen Kräfte ist für Sie so natürlich wie der Einsatz Ihres Körpers, um sich zu bewegen. Sie sehen sich als Gestalter Ihrer Welt, entwickeln zielorientierte Selbstdisziplin und Bewusstheit und leben nach dem Motto »Lieben und geliebt werden«.

Heike putzt ein schweres, massives Fenster, während sie über den vergangenen Tag nachdenkt. Schwuppdiwupp fällt das Fenster zu, und einer ihrer Finger ist eingeklemmt. Heike befreit ihn und erinnert sich plötzlich an eine Aussage aus dem Hunatraining. »Wir könnten unsere Schmerzen enorm reduzieren, wenn wir uns gleich auf Heilung konzentrieren würden.« Heike beschließt, den Unfall als Abenteuer zu sehen und diese Sichtweise auszuprobieren. Sie putzt weiter mit der inneren Haltung, dass ihr Körper alle Selbstheilungskräfte mobilisiert und ihr Finger beweglich bleibt. Tatsächlich verspürt sie keinen Schmerz, obwohl der Finger blau wird. Heike agiert wie eine Abenteuerschamanin, Ereignisse werden nicht als Katastrophen, sondern als Möglichkeiten gesehen, das Huna-Wissen anzuwenden.

Übungen: Abenteuerschamane sein

1. Beginn Sie, sich wie ein Abenteuerschamane zu verhalten. Denken Sie darüber nach, wie ein Abenteuerschamane eine Situation sehen und sich in ihr verhalten würde, und setzen Sie dies um. Beschäftigen Sie sich mit Gedanken wie »Alles ist möglich«, »No risk, no fun« oder »Es gibt immer einen Weg«. Nutzen Sie diese Überzeugungen, um Ihre Haltung zu stärken.

2. Beschäftigen Sie sich mit den Abenteurern in Film und Literatur oder mit Helden Ihrer Zeit oder der Geschichte. Denken Sie an die Qualitäten, die Abenteurer auszeichnen, wie Mut, Humor, Offenheit, Spielwitz und Beharrlichkeit.

3. Trauen Sie sich, ein Abenteuerschamane zu sein. Erinnern Sie sich an Situationen der Vergangenheit, in denen Sie wie ein Abenteuerschamane agiert haben, und denken Sie an zukünftige Situationen, in denen Sie sich wieder so verhalten können.

4. Welche Vorteile hätte es für Sie, ein Abenteuerschamane zu sein? Wozu wären Sie fähig? Welche Qualität würde es in Ihr Leben bringen?

HUNA

uralte Weisheit
das Verborgene erkennen
sich auf Harmonie ausrichten
liebevoll

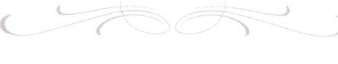

Die 7 Prinzipien des Huna – essenziell für Heilung

Die sieben Prinzipien sind die Essenz von Huna. Sie führen Sie zu einem tiefen Verständnis des Lebens. Entstanden sind sie vor Tausenden von Jahren, als weise Heiler in Polynesien zusammengekommen waren, um ihre Beobachtungen über das Leben und Heilen auszutauschen. Sie haben ihr Wissen in eine einfache und nachvollziehbare Form gebracht, aus der die sieben Prinzipien entstanden sind. Wohlgemerkt Prinzipien, keine Gesetze.

Die sieben Prinzipien lehren Sie das Handwerk, um Ihre Wirklichkeit, Ihr Erleben zu verändern. Sie weisen Sie darauf hin, wie stark Ihr Einfluss auf Ihr Erleben ist. Das mag Ihnen vielleicht Unbehagen bereiten. Wenn Sie das Unbehagen überwinden, dann entdecken Sie die ungeheure Freiheit, die darin enthalten ist. Es ist so, als hätten Sie das Meer bisher nur aus der Ferne gesehen, und plötzlich haben Sie den Pfad zum Meer gefunden, stehen in der Brandung und machen sich bewusst, dass Sie hinausschwimmen können, so weit Sie möchten.

Alles, was im Huna Anwendung findet, wird aus den sieben Prinzipien abgeleitet. Sie sind gut zu lernen und einfach in der Anwendung. Verwenden Sie sie in allen Bereichen Ihres Lebens, egal, ob Sie Ihre Gesundheit oder Ihre Beziehungen verbessern oder die Entwicklung Ihrer Persönlichkeit unterstützen wollen. Huna wirkt überall, im privaten wie im geschäftlichen Bereich, im Sport wie im Management. Nutzen Sie die sieben Prinzipien für Ihre Bedürfnisse, und verändern Sie damit Ihr Leben!

In Hawaii werden die sieben Prinzipien in Form spezifischer hawaiianischer Wörter gelehrt. Durch das Studieren der Wortsilben und -wurzeln erfährt man ihre Energie und die weitreichende Bedeutung. Dr. Serge Kahili King hat diese Prinzipien in eine einfache, für alle verständliche Form gebracht, an die ich mich anlehne. Mit dem Studieren der Prinzipien erschließen sich

Ihnen die verborgenen inneren Ursachen äußeren Geschehens, und Sie lernen, die Welt mit anderen Augen zu sehen. Wann immer alle sieben Prinzipien Einzug in die Heilarbeit finden, kann Heilung geschehen.

Um Ihnen die Prinzipien in verständlicher Form zu präsentieren, beginne ich jedes Kapitel mit einer Geschichte aus meiner Heilarbeit. Überhaupt finden Sie in diesem Buch jede Menge Beispiele und Übungen, es ist ein Praxisbuch.

Die 7 Prinzipien im Überblick

	Prinzip	Grundaussage	Kraft
1	**Ike**	Die Welt ist so, wie du sie siehst	Bewusstsein
2	**Kala**	Die Grenze ist da, wo du sie ziehst	Freiheit/Verbundenheit
3	**Makia**	Die Energie folgt deiner Aufmerksamkeit	Konzentration
4	**Manawa**	Zeige deine Präsenz im Jetzt	Präsenz
5	**Aloha**	Lieben ist glücklich sein, lachen und loben	Lieben, Loben
6	**Mana**	Lenke dein Leben, alle Macht ist in dir	Vertrauen
7	**Pono**	Harmonie ist das Maß für deine Wirksamkeit	Harmonie/Flexibilität

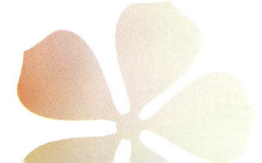

1. Prinzip: IKE – Die Welt ist so, wie du sie siehst

Die Geschichte vom Ehering der Oma

Sandra trägt seit über 20 Jahren den Ehering ihrer Oma an der linken Hand. Ihre Oma war ein ganz besonderer Mensch für sie. Deshalb bat sie nach deren Tod ihre Mutter, ihr den Ehering zu überlassen. Sie wollte ein Erinnerungsstück, das sie immer bei sich tragen konnte. Der Ring an ihrem Finger gibt ihr seither Kraft und das gute Gefühl, dass ihre Oma bei ihr ist. Kürzlich meinte eine Freundin zu Sandra: »Weißt du, dieser Ehering trägt ja nicht nur die Kraft deiner Oma, sondern auch die deines Opas, der im Krieg vermisst wurde. Willst du wirklich dieses ganze Leid an deinem Finger haben?« *Seit diesem Tag hat Sandra den Ring abgelegt. Sie ist verwirrt, welche Bedeutung und Wirkung der Ring auf sie hat und ob er gut oder schlecht für sie ist.*

Huna-Sichtweise:

❉ Der Ring ist einfach ein Ring. Er ist aus Silber, und ein Goldschmied hat ihn einst hergestellt.

❉ Der Ring als solcher ist weder gut noch schlecht.

❉ Der Ring entscheidet nicht, welche Bedeutung er hat. Er ist ein Ring.

❉ Welche Bedeutung und Wirkung der Ring für Sandra hat, entscheidet sie allein. Die Bedeutung ergibt sich aus ihrer Sichtweise. Denkt Sandra, es ist ein Ring der Kraft oder ein Ring des Leidens?

Lösungsidee:

Sandra beschließt, ihre ursprüngliche Sichtweise beizubehalten. Es hat ihr gutgetan und tut ihr gut, über den Ring mit ihrer Oma verbunden zu bleiben. Sie entscheidet sich für eine neue Sichtweise bezügliches ihres Opas. Sie sieht ihren Opa nun als eine starke Seele, die sich zugetraut hat, mit sehr schwierigen und leidvollen Erfahrungen umzugehen. Dieses starke Vertrauen schenkt ihr der Opa über den Ring. Nun vereinigt der Ring für sie die Liebe der Oma mit dem Vertrauen des Opas.

IKE – Die Welt ist so, wie du sie siehst

Dieser Satz beschreibt auf sehr einfache Weise die Bedeutung Ihrer Einstellungen, Gewohnheiten, Gedanken, Sichtweisen, Erwartungen, Beurteilungen und Vorlieben. Ihre Sichtweisen sind Filter, die Sie in »Ihre Kamera« einsetzen. Durch diese Filter nehmen Sie die Welt wahr und erschließen sich Blickwinkel, aus denen Sie alle Erfahrungen betrachten. Ein schneereicher Wintertag erfreut den Skifahrer und ärgert den Autofahrer. Beide sehen den Schnee aus ihrer subjektiven Sicht, mit ihrem Filter. Wer hat recht? Jeder hat aus seiner Sicht recht. Je nach Einstellung kann der Schneefall im Alltag ein Hindernis sein oder eine Chance, sich beim Schneeschippen sportlich zu betätigen. An diesem einfachen Beispiel können Sie sehen, wie unser Denken unser Erleben beeinflusst. Regelmäßige und häufig wiederkehrende Gedanken zu einer bestimmten Sichtweise verstärken einen Filter und intensivieren das Erleben.

Unsere Sichtweisen und Überzeugungen sind eine einfache Methode, unsere Erfahrungen zu organisieren, zu ordnen und zu gliedern. Sie können schlicht nicht die gesamte Wirklichkeit auf einmal wahrnehmen, keiner von uns hat den 360-Grad-Blick. Sie wählen Ausschnitte aus und machen mit der Wahl der Ausschnitte Erfahrungen. Sie können jederzeit Ausschnitte verändern, dadurch verändert sich, wie Sie das Leben erfahren. Wollen Sie andere Erfahrungen machen, erfordert das ein anderes Denken!

Lisa und Stine betreuen zusammen eine Jugendgruppe. Lisa glaubt, dass Stine sie nicht mag und betrachtet alles, was Stine sagt und tut, durch diesen Filter. Im Laufe der Zeit findet Lisa für ihre Annahme in Stines Verhalten immer mehr »Beweise«. So sind für Lisa das Stirnrunzeln, die zögerliche Ant-

wort auf eine Frage und die leicht abgewandte Körperhaltung von Stine Be-
stätigungen dafür, dass Stine sie nicht mag. Je länger Lisa diesen Filter behält,
desto mehr Beweise wird sie für ihre Annahme finden. Wichtig ist, dass sich
Lisa darüber bewusst ist, dass es nur einer von vielen Filtern ist. So kann Lisa
auch andere Filter ausprobieren, wenn ihr der derzeitige nicht mehr nützlich
ist. Ein Wechsel des Filters eröffnet neue Blickwinkel. Jeder Filter ermöglicht
Erfahrungen. Keiner ist besser oder schlechter als der andere. Maßgebend
ist, welche Erfahrungen wir gerade machen möchten.

Ike ruft Ihnen zu, sich Ihrer Fähigkeit, Ihre Sichtweisen und Einstellungen
wahrzunehmen und zu verändern, bewusst zu sein und sich zu fragen, ob
sie Sie unterstützen, dass zu erreichen, was Sie gerne hätten. Die Materie
folgt dem Geist und nicht umgekehrt. Gedanken sind nur Werkzeuge für
Erfahrungen. Vergessen Sie nie: Sie denken Ihre Gedanken, nicht Ihre Gedanken denken Sie!

Übung

Suchen Sie sich einen Menschen aus, der Ihnen nicht sympathisch
ist, und betrachten Sie ihn für eine Stunde oder einen Tag durch
eine andere Brille. Sie können die Brille der Bewunderung, der
Sympathie, des Humors oder eine andere Brille wählen, die Ihnen
gefällt. Welche neuen Facetten können Sie an diesem Menschen
entdecken? Was macht diese Entdeckung mit Ihnen?

Was ist Wahrheit?

Im Huna gibt es keine objektive Wahrheit. Wahr ist immer das, was sich für
den Einzelnen aus seinem Blickwinkel heraus als richtig und nützlich ergeben hat. Meine Realität ist so, wie ich sie gerade erfahre, und das kann sich
sehr unterscheiden von der Realität, die Sie gerade erfahren. Sie mögen den
neuen Kollegen und ich nicht. Die objektive Sicht ist: Es gibt einen neuen
Kollegen. Wie Sie ihn wahrnehmen, hängt von Ihrer Bewertung ab. Ihnen
sind sachliche, zurückhaltende Menschen lieber, ich bevorzuge mitteilsame

Menschen. So ist Ihre Wahrheit: »Der Kollege ist nett«, und meine Wahrheit: »Er ist unsympathisch«. Wir nehmen ihn durch verschiedene Brillen wahr.

Jeder Gedanke hat Auswirkungen. Aus meiner Einschätzung des neuen Kollegen ergibt sich, wie ich die weitere Zusammenarbeit mit ihm erfahre und welche anderen Einschätzungen damit verknüpft sind.

Wir gehen davon aus, dass andere Menschen das Leben genauso sehen wie wir, dass sie genauso denken, fühlen, urteilen wie wir und unsere Gedanken lesen können. Das ist ein großer Irrtum!

Ihre Sichtweise entsteht aus Ihren Wertmaßstäben. Für Sandra sind Familienerbstücke und die damit verbundenen Erinnerungen an Verstorbene wichtig, andere sehen sie als bloße Staubfänger. Einzig entscheidend ist, ob eine Sichtweise dient oder Stress hervorruft. Wenn Letzteres der Fall ist, dann suchen Sie sich einfach eine andere Sichtweise! Sandra hat sich entschieden, anders über ihren Opa zu denken. Damit hat sie die Anspannung gelöst, die der innere Konflikt in Bezug auf den Ehering ihrer Großeltern hervorgerufen hat.

Jeder Gedanke verursacht eine Reaktion im Körper, in Form von Anspannung oder Entspannung, und auf der Gefühlsebene, in Form von z. B. Freude, Liebe, Wut oder Angst. Andauernde Anspannung, Wut oder Angst sind ungesund und führen zu vielfältigen körperlichen und psychischen Erkrankungen. Je mehr Anspannung, Wut oder Angst Sie durch Änderung Ihrer Gedanken reduzieren oder auflösen, desto mehr tun Sie für Ihre Harmonie und Gesundheit.

Die absolute Wahrheit ist immer die, die Sie dazu bestimmen. Deshalb sind auch alle Systeme, Schemata oder Einteilungen nur Gedankenmodelle, um etwas zu beschreiben. Sie basieren auf Interpretationen von Erlebnissen. Man braucht solche Grundlagen, um das Handwerk besser ausführen

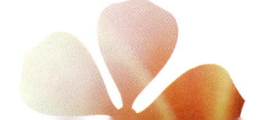

zu können. So sind Tonleitern nützlich, wenn Sie bestimmte Musikstücke spielen wollen, und die sieben Prinzipien sind Ihnen von Nutzen, wenn Sie Erfahrungen mit Huna machen möchten.

Als kluger Mensch fühlen Sie sich frei, die Systeme beliebig zu wechseln, je nach Situation, die gerade anliegt. Sie sind tolerant gegenüber anderen Systemen, weil Sie diese nicht als bedrohlich betrachten, sondern einfach als das, was sie sind: mögliche Sichtweisen. Das bedeutet, Sie trommeln ohne Noten in Ihrem eigenen Rhythmus, wenn Sie Lust dazu haben, und spielen ein Musikstück nach Noten, wenn Ihnen nach Mozart ist. Sie sind frei und flexibel, von einem System zum anderen zu wechseln!

Ernährung ist ein schönes Beispiel, um die Willkürlichkeit von Systemen zu verdeutlichen. Es gibt so viele Ernährungsformen: Low-Carb, Trennkost, Rohkost, Blutgruppendiät und viele mehr. Jede dieser Ernährungsformen ist aus einer persönlichen Erfahrung entstanden. Jemand hat es ausprobiert, es hat funktioniert und ist damit für diesen Menschen zu seiner Wahrheit geworden. Nachdem es die einzige, allgemeingültige Wahrheit nicht gibt, kann eine Ernährungsform nicht für alle Menschen funktionieren. So sind Sie frei, aus dieser Fülle von Systemen das auszusuchen, das für Sie Sinn macht, und Sie können innerhalb dieser Ernährungssysteme wechseln, wann immer es Ihnen von Nutzen ist. Sie müssen sich niemals für immer oder längere Zeit an ein System binden!

Auch Huna ist ein System, das in diesem Sinne willkürlich und erfunden ist, wie alle anderen Systeme auch. Huna beansprucht für sich nicht, die allein gültige Wahrheit zu besitzen, es ist ein Hilfsmittel, um Ihr Leben zu erleichtern. Huna stellt ein mögliches Denkmodell über das Leben und die Sicht auf die Welt dar. Es nimmt für sich nicht in Anspruch, das allein seligmachende System zu sein. Wenn es für Sie Sinn macht und sich im Laufe der Zeit bewährt, dann integrieren Sie Huna in Ihr Leben, und lassen Sie sich die Möglichkeit offen, andere Systeme zu benutzen, wenn es sinnvoll ist. Das ist Huna.

Unterscheiden Sie zwischen Fakten und Anschauungen

1. Fakten

Fakten sind Fakten und als solche nicht veränderbar. Sie betreffen alle Lebewesen, unabhängig von Rasse, Kultur, Religion oder Herkunft. Jeder ist in seinem Leben mit Dingen konfrontiert wie Geburt, Tod, Tag und Nacht, Schwerkraft, anderen Lebewesen, mit der Erde, dem Elektromagnetismus, den Jahreszeiten, mit Wärme und Kälte.

2. Anschauungen

Anschauungen sind Glaubenssätze, Interpretationen, Einstellungen, Verallgemeinerungen und Überzeugungen. Sie betreffen nur Sie allein. Sie sind Ihre Brille, mit der Sie sich, andere und die Welt sehen. Sie sind maßgebend dafür, wie Sie sich fühlen, was Sie tun, wie Sie zwischenmenschliche Beziehungen erleben und welche persönlichen Erfahrungen Sie machen. Sie haben Anschauungen über sich, Ihre Mitmenschen, das Leben, die Welt, Ihre Gesundheit, Ihre Leistungsfähigkeit, über Politik und Umwelt und viele andere Themen.

Anschauungen können Sie jederzeit ändern, indem Sie eine andere Sichtweise ausprobieren und sehen, ob sie Ihren Zielen dienlicher ist. Viele Menschen glauben, dass ihre Anschauungen Fakten sind, also unumstößlich und unveränderbar. Aussagen wie: »Der ändert sich nie«, »Männer sind so« oder »Ich kann das nicht« stehen dafür. Das schränkt diese Menschen unglaublich ein und verhindert jede Veränderung. Anschauungen haben den Zweck, Ihnen zu dienen, Sie gesünder, glücklicher oder stärker zu machen und Ihr Leben zu erleichtern.

Lara macht sich seit dem frühen Krebstod eines engen Freundes große Sorgen um ihren Mann, der ebenfalls Raucher ist. Das Thema, wann ihr Mann endlich mit dem Rauchen aufhört, beherrscht alle Gespräche. Laras Anschauung ist: »Rauchen führt zu Krebs.« Deshalb wird ihr Mann früher oder später Krebs bekommen. Ihr Mann macht sich in dieser Hinsicht keine Sorgen. Seine Anschauung ist: »Ich bin Genussraucher, und was ich mit Genuss mache, richtet keinen gesundheitlichen Schaden an.« Lara behandelt ihre Anschauung »Rauchen führt zu Krebs« nicht als Anschauung, sondern als Fakt. Rauchen führt zu Krebs wäre aber nur ein Fakt, wenn alle Menschen gleichermaßen davon betroffen wären. Das ist nicht der Fall. Also ist es nur eine Anschauung und damit für Lara veränderbar. Wenn es für Laras Wohlergehen förderlich ist, kann sie eine andere Anschauung für sich wählen, genauso kann ihr Mann seine Anschauung ändern. Beide sind frei und eigenverantwortlich für ihre Erfahrungen mit ihren Anschauungen.

Übung

Beobachten Sie sich einen Tag lang, und gönnen Sie sich das Abenteuer, Anschauungen zu finden, die Sie zu Fakten gemacht haben? Entscheiden Sie dann, wie Sie damit umgehen wollen. Was macht dieses Abenteuer mit Ihnen?

Bewusstheit

Ihr Bewusstsein stellt ein ungeheueres Potenzial dar, nutzen Sie Ihre ganze Kapazität! Die Kraft, mit der Ike Sie verbindet, ist die Bewusstheit. Die Bewusstheit darüber, was Sie gerade für einen Gedanken denken. Wie wirkt sich dieser Gedanke auf Ihren Körper oder Ihre Emotionen aus? Ruft ein Gedanke Wohlbefinden in Ihnen hervor, dann spricht nichts dagegen, ihn beizubehalten. Erzeugt er jedoch Anspannung, Unwohlsein, Angst oder Aggression, dann haben Sie einen Stressfaktor entdeckt und können entscheiden, ob Sie ihn beibehalten oder ändern wollen. Sie erinnern sich, Anschauungen kann man ändern! Das bisschen Spannung, die entsteht, wenn Sie einen Gedanken einmal denken, steckt Ihr Körper leicht weg. Doch was passiert, wenn Sie Gedanken wochen- oder jahrelang begleiten? Aus dem bisschen Spannung wird Hochspannung. Diese spannungsgeladenen Gedanken gilt es, zu entdecken und zu reduzieren. Ihr Körper reagiert auf jeden Gedanken. Probieren Sie einmal folgende Übung aus:

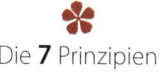

Stellen Sie sich eine Speise vor, die Ihnen überhaupt nicht schmeckt, und beobachten Sie die Reaktion Ihres Körpers. Spüren Sie, wie sich Ihr Magen zusammenzieht oder einen Würgereiz oder eine andere Form der Anspannung im Körper?

Jetzt stellen Sie sich Ihre Lieblingsspeise vor, und beobachte Sie wieder die Reaktion Ihres Körpers. Läuft Ihnen schon bei dem Gedanken das Wasser im Munde zusammen, meldet Ihr Magen Hunger, oder breitet sich tiefes Wohlgefühl in Ihnen aus?

Beide Gedanken beeinflussen unmittelbar Ihr Befinden. Es sind vermeintlich nur Gedanken, doch wie schnell reagiert Ihr Körper darauf? Im einen Augenblick fühlen Sie sich schlecht, und im nächsten Moment fühlen Sie sich wieder wohl. Dazu brauchte es nur eine Richtungsänderung Ihrer Gedanken. Die Hawaiianer sagen, dass jeder Gedanke ein Gebet ist. Jeder Gedanke, den Sie denken, ruft eine Reaktion in Ihnen hervor, dringt nach Außen und berührt Ihre Mitmenschen. Und jeder Gedanke, den ein anderer Mensch denkt, berührt ihn und Sie und viele andere. Entscheiden Sie, bei welchem Gedanken Sie wie lange verweilen wollen!

1. Nehmen Sie sich in einer Alltagssituation etwas Zeit, beobachten Sie Ihre Gedanken: Was denken Sie gerade? Rufen diese Gedanken Wohlgefühl oder Unwohlsein in Ihnen hervor?

2. Nehmen Sie ein Foto von sich zur Hand, und betrachten Sie es eine Weile. Beobachten Sie, welche Gedanken über Sie selbst auftauchen und wie Ihr Körper auf diese reagiert?

Alles ist ein Traum

Sie wissen nun, dass Ihre Einstellungen, Erwartungen und Überzeugungen eine Wirkung auf Ihr Erleben haben. Jetzt kommt ein neuer Aspekt hinzu: Das Leben ist ein Traum. Das bedeutet, dass wir unser Leben ins Dasein hineinträumen. Träume sind wirklich, und die Wirklichkeit ist ein Traum. Die Wirklichkeit, die Sie gerade jetzt erleben, ist Ihr Traum. Dieser Traum ist wirklich und keine Illusion. Was als äußere Realität erscheint, ist in Wirklichkeit der gemeinsame Traum aller Lebewesen. Einfacher ausgedrückt ist die Welt der Traum, der sich aus Milliarden einzelner Träume zusammensetzt. Mit jeder individuellen Traumänderung verändert sich der gemeinsame Traum.

Welchen praktischen Vorteil hat diese Sichtweise? Wenn das Leben ein Traum ist, der aus vielen einzelnen Träumen besteht, und wir fähig sind, ganz bewusst und wach in diesem Traum zu agieren, dann können wir diesen Traum unseres Lebens auch verändern, indem wir unsere Träume wandeln. Wir haben alle unsere eigenen individuellen Träume über das Leben. Manche stimmen mit denen anderer Menschen überein, und andere unterscheiden sich davon. Es gibt viele Methoden, Träume zu verwandeln. Eine Möglichkeit ist, seine Gedanken zu verändern. Mit der Änderung eines Gedanken ändern Sie den Traum Ihres Lebens und beeinflussen den Traum aller Lebewesen.

Bedeutung der Imagination

»Ein Mensch ohne Fantasie ist wie ein Vogel ohne Flügel.«

Dieses Zitat von Wilhelm Raabe unterstreicht die Bedeutung der Imagination. Imagination ist das wichtigste geistige Hilfsmittel. Sie ist so wichtig, weil sie Ihre Gefühlswelt und Ihre Verhaltensweisen bestimmt. Fast alles, was Sie gelernt oder erfahren haben, hat mit einer Vorstellung davon in irgendeiner Form begonnen. Als kleines Kind haben Sie laufen und sprechen gelernt, indem Sie zuerst in Ihrer Vorstellung gelaufen sind und gesprochen haben, und als es in Ihrer Vorstellung möglich war, haben Sie tatsächlich angefangen zu laufen und zu sprechen.

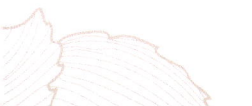
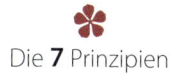

Sie können willentlich imaginieren, d. h. ganz bewusst Vorstellungen erzeugen und sie nutzen, um neue Konzepte zu entwickeln oder neue Erfahrungen anzuziehen. Imaginieren heißt, sich im Geiste konkrete Bilder auszumalen, sich etwas vorzustellen, was noch nicht ist. Willentliche Imagination bedeutet, sich auf bewusster Ebene seine Realität zu schaffen. Sportler benutzen die Imagination, um sich auf Wettkämpfe vorzubereiten, ihren Körper »vorzutrainieren«, Bewegungsabläufe einzustudieren oder ihren Siegeswillen zu stärken.

Imagination ist nicht nur eine visuelle Vorstellung, sie schließt alle Sinne, Geschmacks-, Geruchs-, Hör- und Tastsinn, mit ein. Serge Kahili King nennt es »multisensorisches Imaginieren«, und das ist die erfolgreichste Variante der Imagination. Sie hat eine sehr starke Wirkung auf Ihre Gedanken, Gefühle und Ihr Verhalten, denn Ihr Unterbewusstsein unterscheidet nicht zwischen einer wirklichen und einer imaginierten Erfahrung.

Übung

Erinnern Sie sich eine Minute lang an eine Szene aus einem Buch, das Sie gelesen haben, oder aus einem Film, den Sie mögen. Anschließend erinnern Sie sich ebenfalls eine Minute lang an einen Urlaub oder eine Reise, die Sie unternommen haben.

Sie werden feststellen, dass beide Erlebnisse als Erinnerungen gleich sind, es gibt keinen Unterschied. Sie können sich das Reiseerlebnis ebenso leicht in den Sinn rufen wie die Filmszene. Tatsächlich kann es vorkommen, dass die Erinnerung an die Filmszene intensiver ist als die Erinnerung an das Reiseerlebnis. Ihr Unterbewusstsein unterscheidet nicht, ob Sie etwas tatsächlich erfahren oder es nur in Ihrer Fantasie erlebt haben. Es konzentriert sich auf die Erinnerung, die die stärkste sensorische Wirkung auf den Körper hat.

In diesem Buch wird noch häufiger von Imagination die Rede sein. Sie wissen jetzt um deren Bedeutung und Wichtigkeit. Wenn es um Bewusstseinsarbeit geht, dann ist Imagination das Hilfsmittel schlechthin, um seine mentalen Fähigkeiten zu stärken. Sie wissen: Aus dem Geist entsteht die Materie.

Praktische Umsetzung

1. Hören Sie sich zu

Wie klingt das für Sie, Ihr Denken bewusst für Ihr Wohlbefinden zu nutzen? Sie haben viel Zeit, Ihre Gedanken im Alltag zu beobachten, beim Autofahren, Arbeiten, Fernsehen, Lesen, Gurken schälen oder beim Saubermachen. Meistens genügt es, für 1-2 Minuten Ihrem inneren Geplauder zuzuhören, und schon entdecken Sie, wie Sie gerade ticken. Das ist viel heilsamer und nützlicher als tausendmal das gleiche Gedankenkarussell laufen zu lassen.

2. Suchen Sie sich ein neues Gedankenmodell

Wenn Sie sich über Dinge oder Personen immer wieder aufregen, dann wird es Zeit für ein neues Gedankenmodell.

Beinahe ein Jahr lang war auf meinem Nachbargrundstück eine Großbaustelle. Von Montagmorgen bis Samstagabend gehörten Kompressorlärm, Baggerarbeiten, Schleifen und Sägen zur Tagesordnung. Gedanken wie »Dieser Lärm raubt mir den letzten Nerv und macht mich krank« oder »Warum müssen die auch am Samstag arbeiten?« erhöhten die Anspannung in mir. Ein anderes Gedankenmodell musste her. Ich entschied mich dafür, den Lärm als eine große Energiequelle zu sehen, eine Quelle, die ich einfach anzapfen konnte, egal, wofür ich sie gerade brauchte. Ich habe diese Energiequelle genutzt, um z. B. meine Konzentration zu erhöhen, die Gartenarbeit leichter zu erledigen oder mein Energieniveau anzuheben. Sie hat mir sogar als Unterstützung in Heilbehandlungen gedient.

Gedankenmodelle zu ändern, macht richtig Spaß. Anstatt mich zu ärgern, suche ich mir ein neues Gedankenmodell. Bisher habe ich immer ein besseres gefunden und staune dabei über die Kreativität, die in mir steckt. Welches Gedankenmodell passt, merken Sie zuerst daran, wie Ihr Körper und Ihre Emotionen auf die neue Denkweise reagieren. Entspannen Sie sich, oder nimmt die Anspannung ab? Dann haben Sie eine gute Wahl getroffen.

Zuerst spüren Sie die Wirkungen bei sich, im Laufe der Zeit können Sie die Wirkungen in Ihrem Umfeld beobachten. Gedankenmodelle zu ändern, erhöht Ihr Selbstwertgefühl, gibt Ihnen einfach ein gutes Gefühl und die Gewissheit, dass Sie Einfluss nehmen können.

3. Ankergedanken suchen

Viele meiner Huna-Studenten berichten mir, dass es ihnen schwerfällt, in einer stressigen Situation die Gedankenkette zu unterbrechen. In so einem Fall ist es nützlich, einen Ankergedanken zu haben.

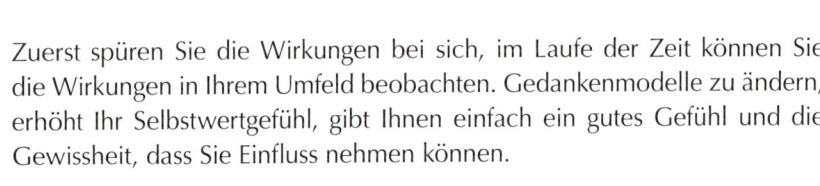

Übung: Ankergedanken suchen

Entspannen Sie sich, und atmen Sie tief ein und aus. Stellen Sie sich vor, es gäbe eine Instanz in Ihnen, die alles, was Sie bisher erlebt haben, aufgezeichnet hat. Diese Instanz bitten Sie nun, eine Erinnerung an ein schönes, entspanntes oder harmonisches Erlebnis wachzurufen, das Sie emotional tief berührt hat. Wenn diese Erinnerung da ist, dann tauchen Sie mit allen Sinnen hinein, spüren Sie, wie Sie sich gefühlt haben, nehmen Sie Berührungen, Düfte und Farben wahr.

Glückwunsch! Damit haben Sie Ihren Ankergedanken gefunden. Diesen können Sie nun jederzeit abrufen, wenn Sie schnell in einen wohltuenden Gedanken wechseln und sich damit Entspannungsenergie schenken wollen.

Wenn die Welt ist, wofür Sie sie halten, dann sind Sie in der Lage, Ihre Welt zu verändern, indem Sie Ihr Denken ändern. Das ist die Macht Ihres Denkens.

Gedanken zu ändern ist effektiver und tief greifender als Verhalten zu ändern. Wollen Sie neue Erfahrungen machen, dann ändern Sie Ihr Denken, und akzeptieren Sie, dass das so einfach möglich ist.

JKE

Sei bewusst
Gedanken sind Erleben
Denkgewohnheiten ändern, Harmonie stärken
beobachten

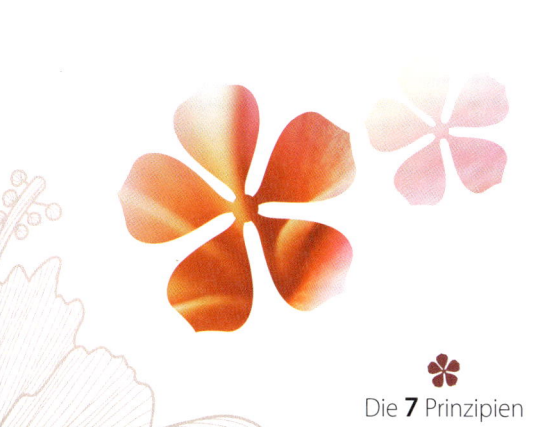

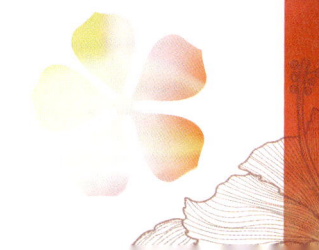

2. Prinzip: KALA –
Die Grenze ist da, wo du sie ziehst

Die Geschichte vom Hanalei Moon

Auf der kleinen hawaiianischen Insel Molokai ticken die Uhren anders. Freitagabends treffen sich die Aunties und Uncles (Senioren) zum Singen und Ukulele[2] spielen. Jeder kann kommen und sich von ihrer Freude und Begeisterung anstecken lassen. Als sie während einem meiner Besuche dort das Lied »Hanalei Moon« sangen, hatte ich Tränen in den Augen. Am nächsten Tag lernte ich bei Rachel, einer Hulalehrerin, den Tanz dazu.

Rachel hatte ich vor Jahren in einer Fernsehreportage über Hawaii gesehen, aber leider im Internet keine Kontaktdaten gefunden. Drei Monate vor meiner Abreise bekam ich die Telefonnummer einer Hulalehrerin, und siehe da, es war Rachel. Damit rückte die Erfüllung meines Traumes, authentischen Hulaunterricht auf Hawaii zu bekommen, in greifbare Nähe. Ich rief sie an, und sie sagte mir, dass sie so weit im Voraus nicht plane. Ich solle ihr mailen, wann genau ich auf der Insel sei. Das tat ich, doch eine Antwort bekam ich nie. Ich ließ mich nicht entmutigen, rief sie noch einmal an und wurde wieder vertröstet.

Kurz vor meiner Abreise schrieb ich ihr, dass ich einfach bei ihr im Blumenladen vorbeikommen würde. Das tat ich mit zugegeben komischem Gefühl im Bauch. Kaum hatte ich die Tür geöffnet, rief sie mir zu: »Hallo Susanne, ich habe schon auf dich gewartet.« Damit war meine Regel »Man muss auf Mails antworten, und wer nicht antwortet, will dir dezent sagen, er geht auf deinen Wunsch nicht ein« außer Kraft gesetzt. Gott sei Dank! Hula-Unterricht bei einer Hawaiianerin war möglich geworden.

---

2 gitarrenähnliches Zupfinstrument

*Rachel unterrichtete mich in dem winzigen Verkaufsraum ihres Blu-
menladens, frei nach der Devise, Hulatanzen kann man überall. Sie
zeigte mir Zeile für Zeile alle Schritte und Gesten und gab mit der
Ipu[3] den Takt vor. Sobald Rachel merkte, dass ich mit der Original-
choreografie überfordert war, änderte sie diese einfach ab. Am Ende
war der Tanz für mich machbar und bot mir gleichzeitig genügend
Herausforderungen zum Üben. Endlich konnte ich meine ganz persönliche Hanalei-Moon-Choreografie mit nach Hause nehmen.*

Huna-Sichtweise:

❋ Unser Leben wird von Regeln bestimmt. Regeln geben
einerseits Verlässlichkeit, können andererseits aber auch für
Verwirrung sorgen.

❋ Ein Hulatanz besteht aus verschiedenen Grundschritten und
Gesten, die den Text interpretieren. Diese Systematik
wurde vor langer Zeit entwickelt. Nachfolgende Tänzer
haben diese Abläufe übernommen, und damit ist ein
Regelwerk entstanden.

❋ Rachel hat ihre Regeln, z. B. dass sich die Choreografie dem
Tänzer anpasst, dass jeder Hulatanz ihre Handschrift trägt
oder sie die Dinge auf sich zukommen lässt.

❋ Ich habe meine Regeln, z. B. dass ich Mails beantworte, nicht
so schnell aufgebe oder mich traue, unbekannte Menschen
anzusprechen.

❋ Jeder hat das Recht, seine Regeln zu haben und sie jederzeit
zu ändern.

Lösungsidee:

Mich hat es verunsichert, dass Rachel meine Mails nie beantwortet und
auch am Telefon keine klare Aussage gemacht hat. Die Verunsicherung ist
entstanden, weil wir in diesen Punkten unterschiedliche Regeln haben. Ich
habe mir die Freiheit geschenkt, Regeln neu zu überdenken. Die spielerische Leichtigkeit mit der Rachel mich unterrichtet hat, beeindruckte mich

---

3 Rhythmusinstrument, das aus großen Flaschenkürbissen hergestellt wird

sehr. Aufgrund dieses Erlebnisses tanze ich die Hulas jetzt mit viel mehr Spaß und Leichtigkeit. Die Selbstverständlichkeit, mit der Rachel ihre Regeln lebt, ist großartig. Das hat mich inspiriert, meine Regeln als noch selbstverständlicher anzusehen. Ich bin froh, dass ich mich von ihren unterschiedlichen Regeln nicht habe irritieren lassen und zielstrebig mein Ziel, bei ihr Hulaunterricht zu nehmen, verfolgt habe.

Das Leben ist viel leichter, wenn wir akzeptieren, dass wir unsere individuellen Regeln haben und nicht die Idee verfolgen, dass alles konform und gleichartig sein muss. Viel wichtiger als die unterschiedlichen Regeln ist das verbindende Element, in unserem Fall die Freude am Hulatanzen.

KALA – Die Grenze ist da, wo du sie ziehst

Kala bedeutet, dass wir alle miteinander und mit allem verbunden sind. Unser Tun und Denken beeinflusst das Universum, und das Universum beeinflusst uns. Wenn Sie in einem unendlichen Universum leben und Teil davon sind, dann sind auch SIE grenzenlos. Lassen Sie den Gedanken »Ich bin grenzenlos« erst einmal in sich wirken, lassen Sie ihn sich auf der Zunge zergehen wie eine leckere Praline.

Das bedeutet, wenn Sie sich erlauben, sich für Neues zu öffnen, dann werden Sie ganz selbstverständlich neue Wege entdecken und in neue Erfahrungswelten eintreten. Veränderung ist etwas ganz Natürliches. Es bedeutet Loslassen und Freiheit. Schenken Sie sich die Freiheit, sich von Veränderungsimpulsen inspirieren zu lassen!

Grenzenlos sein erscheint auf den ersten Blick unrealistisch, denn Sie sehen Grenzen überall um sich herum. Wir können nur bis zu einer bestimmten Distanz sehen, gewisse Frequenzen hören, leben nur eine begrenzte Anzahl von Jahren: Grenzen, Grenzen, Grenzen! Was soll also diese Aussage? Wenn Sie sich vor Augen führen, was sich seit Bestehen der Welt alles verändert hat, dann erkennen Sie, was alles möglich ist. Für einen Mensch des

Mittelalters war es z. B. noch undenkbar, Auto zu fahren oder E-Mails zu schreiben, und für uns ist das ganz selbstverständlich. Wir haben alle noch lange nicht unser Potenzial ausgeschöpft. Die Aussage »Ich bin grenzenlos« darf uns ermutigen, anstatt uns zu ängstigen.

Wollen Sie Grenzen verändern, müssen Sie Regeln ändern. Eine Regeländerung beginnt damit, dass Sie sich etwas anderes vorstellen können. Die Gebrüder Wright hatten den Mut, sich vorzustellen, dass es möglich ist, ein Fluggerät zu bauen. Sie haben eine gedankliche Grenze/Regel aufgelöst und damit den Weg dafür geebnet, dass wir die Welt heute mit dem Flugzeug bereisen können. Viele Jahre hatte ich die Regel, dass Sicherheit höchste Priorität für mich hat. Dann änderte ich meine Einstellung. Seit vielen Jahren schon genieße ich meine Selbstständigkeit.

Ich habe einen Verwandten, der oft nörgelt und kritisiert. Viele Jahre habe ich mit Wut, Rechtfertigung oder Schweigen darauf reagiert. Dann habe ich eine neue Regel eingeführt. Jeder kritische Satz ist ein Signal, innerlich oder äußerlich zu schmunzeln. Diese Regel tut mir und unserem Verhältnis richtig gut.

Was sind Grenzen?

Grenzen sind Regeln über das Leben, die Sie aufgestellt haben, oder Regeln anderer Menschen, die Sie übernommen haben. Ihre Regeln bestimmen, was gut oder schlecht ist, wie Sie sich benehmen, was erlaubt ist, welche Bedeutung ein Schulabschluss hat, wie Sie sich kleiden oder wie ordentlich Ihre Wohnung sein muss, wenn Gäste kommen. Das sind nur einige Beispiele für Regeln, nach denen Sie leben.

Unsere Regeln sind subjektiv. Es gibt keine Regeln, die immer und unter allen Umständen und für alle gültig sind. Begrenzungen existieren in unseren Gedanken und wirken in alle Bereiche unseres Lebens hinein. Starre Regeln behindern uns. Sie sind sehr engmaschig und lassen nur begrenzte Erfahrungen zu.

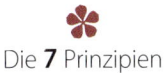

Wenn Regeln in unseren Gedanken existieren, dann muss der erste Schritt zur Änderung auch in unserer Gedankenwelt stattfinden. Mit der Vorstellung, etwas anders zu tun, zu denken, zu fühlen oder sich anders zu verhalten, öffnen Sie der Veränderung die Tür.

Übungen

1. Stellen Sie sich vor, dass etwas, von dem Sie denken, es würde sich nie ändern, anders wäre, ganz anders oder nur ein bisschen anders. Können Sie diese Vorstellung zulassen, und wie fühlt sich Ihr Körper dabei an?
2. Erforschen Sie Ihre Meinung zu etwas, und Sie erfahren, nach welchen Regeln Sie leben.

Ursprung von Regeln

Regeln entstehen im Laufe unseres Lebens aus Erfahrungen. Im Grunde ist es unerheblich, wann sie entstanden sind. Viel wichtiger ist es, einengende Regeln zu entdecken und zu verändern. Das können Sie jederzeit!

Früh im Leben lernen wir, wie man sich verhält, was man glauben soll, was akzeptabel und was schön ist. Sobald wir mit etwas einverstanden sind, glauben wir daran. Kinder beobachten die Reaktion der Eltern, hören ihre Worte und nehmen auf, was sie telepathisch übermitteln. Diese »Daten« speichern sie in ihrem »Regelwerk«. Später kommen andere Autoritäten, wie Verwandte, Spielkameraden, Lehrer hinzu. Als Erwachsene fahren wir fort, Reaktionen zu beurteilen und diese Urteile mit unseren bestehenden Regeln zu verknüpfen. Viele Regeln unserer Kultur und Gesellschaft haben wir schon im Moment unserer Geburt übernommen.

Regeln sind Vermutungen über uns selbst und das Leben. Sie sind die Grundlage, auf der sich unser gesamtes Leben aufbaut. Regeln geben ein Gefühl von Sicherheit und sind notwendig, damit wir in dieser Welt funktionieren können. Wir lernen die meisten Regeln schon als Kind. Als Kind setzen wir bestimmte Dinge voraus. Eine der ersten Regel, die wir festlegen, ist, dass die Eltern wissen müssen, um was es im Leben geht. Deshalb müssen ihre Regeln gültig sein. Wir akzeptieren diese Regeln, sie werden zu Programmen und bilden die Basis für unsere weiteren Erfahrungen.

Meine Mutter ist während des Krieges aufgewachsen und hatte große Angst vor Gewittern. So saß ich als Kind an so manchem gewittrigen Sommerabend mit gepacktem Köfferchen in der Küche und hoffte, dass der Blitz nicht unser Haus trifft. Diese Angst vor Gewitter habe ich so lange beibehalten, bis ich mit 18 Jahren mit einer Freundin in den Urlaub fuhr. Während eines heftigen, nächtlichen Gewitters saß sie im Bett und begleitete jeden Blitz am Himmel mit einem Freudengesang. Seit diesem Abend hatte sich die Regel »Vor Gewitter muss ich Angst haben« für mich erledigt.

Dass wir nach links und rechts schauen, bevor wir eine Straße überqueren, ist eine Regel, die wir von unseren Eltern übernommen haben. Sie ist nützlich, und wir werden sie deshalb beibehalten.

Was dem Schönheitsideal entspricht, hat sich im Laufe der Jahrhunderte immer wieder verändert. Derzeit ist man out, wenn man graue Haare hat. Ich kenne kaum eine Frau, die im öffentlichen Interesse steht und zu ihren grauen Haaren steht. Es scheint so, als ob sich die meisten Frauen der Schönheitsregel unterordnen, dass sie mit gefärbten Haaren jünger wirken.

Übungen

1. Erforschen Sie Ihre Verhaltens-, Toleranz- oder Schönheitsregeln, und prüfen Sie, ob sie Ihnen noch nützlich sind.
2. Erinnern Sie sich an eine ungute Situation, und erforschen Sie, welche Regel dahintersteckt.

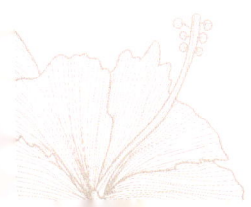

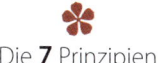

So entstehen Regeln:

1. Sie machen eine Erfahrung, interpretieren diese Erfahrung und haben eine Meinung.
2. Sie machen weitere Erfahrungen derselben Art, Ihre erste Meinung bestätigt sich und wird zur Regel.
3. Sie verinnerlichen diese Regel und können sie jederzeit abrufen. Aufgrund einer Regel entwickeln Sie eine Verhaltensstrategie. Zu jeder Regel gehört ein Gefühl.

Während meines Aufenthaltes in einer Öko-Lodge im Regenwald sagte Gustav, der Inhaber, ich könnte einfach aus einer Vitrine im Gästeraum das Gewürz auswählen, das ich kaufen wollte. Ich nahm mir eine Dose mit Zimt und sagte zu Gustav, er solle es auf meine Rechnung setzen. Gustav reagierte darauf sehr ungehalten und meinte, er habe nichts von Selbstbedienung gesagt. Meine Erfahrung mit Gustav war: Brichst du seine Regeln, reagiert er richtig ungehalten. Ich war mir keines unrechten Verhaltens bewusst und reagierte ebenfalls ungehalten, weil er mir Diebstahl unterstellte. Das führte zu der Meinung, dass mich Gustav einfach nicht leiden kann.

Am nächsten Tag frage ich Elfi, seine Frau, ob es möglich wäre, den Salat, der am Vorabend angeboten wurde, noch einmal zu bekommen. Sie reagierte unwirsch und meinte, sie wisse nicht, ob sie die Zutaten noch da hätte. Meine Meinung »In der Öko-Lodge reagieren sie unwirsch auf Regeländerungen« wurde bestätigt. Nachdem mich Elfi auch noch nie angelächelt hatte, wurde meine Meinung »Die mögen mich hier nicht« zu einer Regel. Aufgrund dieser Regel setzte ich die Verhaltensstrategie ein, mich über die beiden zu ärgern, wann immer ich Kontakt mit ihnen hatte.

Dieses Beispiel zeigt zum einen, wie eine Regel entsteht, und zum anderen, dass Regeln und Gefühle unmittelbar zusammenhängen. Die einzelnen Schritte sehen so aus:

1. Jemand tut etwas.
2. Ihr Körper erinnert sich an die damit verbundene Regel und das dazugehörige Gefühl.
3. In Bruchteilen von Sekunden entscheiden Sie, ob diese Regel und das entsprechende Gefühl angewendet werden.
4. Ihr Körper reagiert entsprechend Ihrer Entscheidung mit dem passenden Gefühl.

Gustav und Elfi reagieren ungehalten auf Regeländerungen und mögen mich nicht. Ihre Reaktion aktivierte bei mir die Regel: »Auf Menschen, die mich nicht mögen, reagiere ich mit Wut.« Entscheidend ist Schritt 3. Das ist der Punkt, an dem ich entscheiden kann, ob ich weiter an der Regel festhalten will und mit den bisherigen Gefühlen reagieren will. Entscheide ich mich *dafür*, dann aktiviert mein Körper Gefühle der Wut. Das bedeutet, die Gefühle entstehen immer wieder neu, sobald eine Regel und das dazugehörige Gefühl bestätigt werden.

Es mag für Sie kompliziert erscheinen, wenn wir unsere Verhaltensreaktionen so detailliert anschauen. Lassen Sie sich davon nicht abschrecken. Sich mit seinen Regeln und Reaktionen auseinanderzusetzen, kann unglaublich spannend und belebend sein. Mit etwas Übung fällt es Ihnen immer leichter, und Sie werden richtig Spaß daran haben.

Ein gutes Merkmal für unnütze Reaktionen ist, wenn eine Frage wie »Wie kann man nur?« in Ihnen aufkommt oder Sie mit auf eine Situation mit einem Kopfschütteln reagieren.

Lassen Sie uns nun schauen, was Sie tun können, wenn Sie eine Regel und das damit zusammenhängende Gefühl entdeckt haben und diese ändern wollen. Es gibt zwei Wege:

1. Sie verändern Ihre Gefühlsreaktion auf eine Regel
Ich habe meine Wut auf Elfi und Gustav in meinem Körper gewandelt, bis sich in mir beim Erinnern an die Ausgangssituation Wohlgefühl eingestellt

hat. Auf diese Weise habe ich meinen Körper angeleitet, mit einem neuen Gefühl zu reagieren.

2. Sie verändern die Regel

Für mich hatte die Regel, Menschen mögen mich nicht, wenn ich Regeln ändere, keinen Nutzen mehr. Ich übernahm diese vorherrschende Regel nicht mehr automatisch. Im Gegenteil: Ich etablierte eine neue Regel: »Ich stelle selbstbewusst und selbstverständlich meine Forderungen. Die Reaktionen auf meine Forderungen haben nichts damit zu tun, ob mich jemand mag oder nicht. Es ist nur eine Reaktion.«

Nachdem ich meine Regeln und Gefühle gewandelt hatte, hat sich mein Verhältnis zu Gustav und Elfi verändert. Gustav hat sich bei mir dafür entschuldigt, dass er überreagiert hat, und auch mit Elfi kam ich auf einmal ins Gespräch. Es entwickelte sich zwischen uns eine frei fließende Unterhaltung statt des bisherigen distanzierten Small Talks. Am Ende meines Aufenthaltes waren wir einander ans Herz gewachsen.

Sie sehen, um Ihre Lebensqualität zu erhöhen, ist es gar nicht notwendig, herauszufinden, wann und in welcher Situation eine Regel entstanden ist. War es mein Vater, der mit mir geschimpft, oder meine Erzieherin, die mich gemaßregelt hat und meine Regel »Die mögen mich nicht« entstehen ließ? Es ist unerheblich! Die Regel existiert und ist aktiviert, solange wie Sie sie bestätigen. Was jetzt zählt, ist, ob Sie sie weiterhin behalten wollen.

Ich empfehle Ihnen, erforschen Sie lieber Ihre Regeln, und konzentrieren Sie sich auf Schritt 3. Das ist wirkungsvoller als in der Vergangenheit zu wühlen. Regeln und Gefühle entstehen in uns und aus uns heraus. Sie kommen nicht von irgendwo her. Meistens handeln wir gewohnheitsgemäß, d. h. wir nehmen die Regel an, ohne nachzudenken oder sie anzuzweifeln. Ein automatisches Programm läuft ab. Wir merken gar nicht, dass wir eine Entscheidung, nämlich »Regel beibehalten«, getroffen haben. Oft hilft es, solche Situationen im Nachhinein noch einmal durchzuspielen. Sie können auf diese Weise lernen, den Moment (Schritt Nr. 3) bewusst wahrzunehmen, um bewusst statt automatisch zu entscheiden. So bekommen Sie ein immer besseres Gespür für den Moment der Entscheidung und können Ihre Reaktion in Zukunft verändern. Der Entschluss, »eine Regel nicht beizubehalten«, öffnet die Tür zu einer neuen Reaktion.

Warum sind Grenzen/Regeln nützlich?

Das Leben ist ein Spiel. Ein Spiel mit Regeln. Ohne Regeln funktioniert es nicht. Im Fußball gibt es viele Spielregeln. Ändert sich nur eine, ändert sich das Spiel. Je mehr Regeln sich ändern, desto mehr verändert es sich. Würde man beispielsweise die Tore wegnehmen, die Zahl der Mitspieler, die Spieldauer, den Untergrund, die Größe des Feldes ändern, dann entstünde ein ganz neues Spiel, mit dem wir neue Erfahrungen machten. Genauso funktioniert es mit dem Leben. Unsere Regeln erlauben uns, ein bestimmtes Spiel zu spielen. Mit diesem Spiel machen wir Erfahrungen. Nachdem wir die Regeln selbst aufgestellt haben, können wir sie auch jederzeit verändern. Nur weil wir etwas schon immer getan haben, müssen wir es nicht weiterhin tun. Bekanntes und Bewährtes behalten wir bei, alles andere können wir verändern. Das ist die Basis für ein neues Spiel. Mit jeder Regeländerung, egal wie groß, nehmen wir Einfluss auf das Spiel und auf das, was sich daraus ergibt. Ist das nicht großartig?

Wir alle sind äußerst begabte Spieleerfinder. Was machen Spieleerfinder? Sie tüfteln Spiele und die dazugehörigen Regeln aus. Sie feilen daran, denn sie und die Mitspieler wollen weder unter- noch überfordert sein. Sie probieren Regeln aus und verwerfen sie wieder. Einfach so und mit spielerischer Leichtigkeit! Sie brauchen keine Erlaubnis, um die Regeln zu ändern, es gehört zum Spieleerfinden dazu. Sie nutzen ihren natürlichen Spieltrieb und passen das Spiel ihren Wünschen an. Keine Regel ist für die Ewigkeit, deshalb können sie mit Leichtigkeit Regeln einführen und aufheben. Machen Sie es genauso – spielen Sie das Spiel Ihres Lebens! Jegliche Regeln sind funktioneller Art. Sie können frei entscheiden, Grenzen einzuführen, wenn sie nützlich sind. Wenn Sie Mitleid mit Ihrer kranken Mutter empfinden, sind Sie hilflos. Sie spüren die Grenze zwischen ihr und Ihnen nicht mehr. Wenn Sie hingegen Mitgefühl empfinden, schaffen Sie eine sinnvolle Grenze. Aus diesem Abstand heraus sind Sie sich ihres Leidens gewahr und sich gleichzeitig bewusst, dass es nicht Ihr Leiden ist. Auf diese Weise können Sie tatsächlich helfen.

Maren wusste von Anfang an, dass ihre Schwiegermutter lieber eine andere Ehefrau für ihren einzigen Sohn gehabt hätte. Deshalb sah es Maren als ihre Pflicht an, ihrer Schwiegermutter zu beweisen, was für eine tolle Schwiegertochter sie war. Permanent bemühte sich Maren über viele Jahre hinweg, ihrer Schwiegermutter zu gefallen. Egal, was Maren machte, nie bekam sie eine positive Resonanz. Mit der Regel »Ich bin für eine positive Beziehung zu meiner Schwiegermutter zuständig« verschlechterte sich ihr Gesundheitszustand im Laufe der Ehe enorm, Maren verlor immer mehr Selbstvertrauen. Eines Tages löste sie diese Regel auf und führte eine neue ein, nämlich die, sich ganz auf ihren Mann und die Kindern zu konzentrieren und ein harmonisches Familienleben zu haben. Den Kontakt zur Schwiegermutter stellte sie ein.

Diese Grenze war für Maren und ihre Familie nützlich, weil durch sie die Spannungen ein Ende hatten, Maren gesünder wurde und sie wieder an Selbstvertrauen gewann.

Silke hatte nie viel Freude am Sport. »No sports« war ihre Grenze. Dann trat Lars, ein begeisterter Biker, in ihr Leben. Sie verliebten sich, und Silke veränderte ihre Grenze. Silke stellte erstaunt fest, dass ihr Biken Spaß machte. Im Laufe der Zeit veränderte Silke ihre Grenze immer weiter, am Ende machte sie ganze Tagestouren mit, nur Alpenüberquerungen überließ sie weiterhin ihrem Freund.

Geben Sie sich immer wieder das Recht, Ihre Regeln anzupassen. Nutzen Sie Ihr spielerisches Potenzial, und leben Sie Ihr natürliches Talent des Spieleerfindens. So funktioniert Heilung!

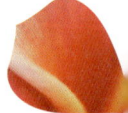

Übung: Grenzen verändern
Beginnen Sie mit kleinen Veränderungen in Ihrem Alltag. Tragen Sie z. B. die Uhr am anderen Handgelenk, ändern Sie den Ablauf Ihrer Morgenroutine, indem Sie die Zähne mit der anderen Hand putzen, oder benutzen Sie andere Worte als sonst. Das gibt Ihnen die Kraft, sich auch an große Dinge heranzuwagen. Beobachten Sie, wie sich das Verändern von Grenzen anfühlt.

Arten von Grenzen

1. Kreative Grenzen:

Kreative Grenzen sind für uns Menschen nötig, um etwas zu erleben und zu erfahren. Wäre alles unbegrenzt, so gäbe es für uns keine Unterscheidungen, keinen Kontrast, keine wahrnehmbaren Veränderungen. Keine Grenzen zu haben würde bedeuten, nicht differenzieren oder vergleichen zu können. Es gäbe kein Gut und Schlecht, kein Schön oder Hässlich. Erfahrung machen wir durch das Erleben von Gegensätzen. Grenzen sind also hilfreich. Sie geben uns einen Rahmen, ein Spielfeld, auf dem wir spezielle Erfahrungen machen können.

Eine kreative Grenze erkennen Sie daran, dass sie Sie dabei unterstützt, Ihre kreativen Fähigkeiten zu verbessern, und Sie in Ihrer Weiterentwicklung fördert. Kreative Grenzen sind verbunden mit Gefühlen wie Vertrauen, Herausforderung, Lust, Neugier, Freude, Tatendrang und Freiheit.

Eine kreative Grenze ist z. B.: »Ich weiß, die Menschen mögen mich, wenn ich so bin, wie ich bin« oder »Ich finde einen Weg, mit der neuen Situation umzugehen« oder »Ich lebe in einem unbegrenzten Universum. Das ermöglicht mir jederzeit, Regeln zu ändern« oder »Ich akzeptiere meine Fähigkeiten«.

2. Gefilterte Grenzen: Limitierungen

Gefilterte Grenzen oder Limitierungen sind Regeln, Ideen, Einstellungen, die uns nicht erlauben, unser kreatives Potenzial zu leben. Wir verleugnen unsere

Fähigkeit, unser Leben selbst zu gestalten und Einfluss darauf zu haben. Hier ein paar Beispiele: »Ich bin Opfer«, »Ich habe keine Aufgabe«, »Ich kann das nicht«. Ein guter Indikator für diese Regeln sind die mit ihnen verbundenen Emotionen. Entdecken Sie Angst, Furcht, Trauer oder Formen der Aggression, dann haben Sie eine gefilterte Grenze gefunden. Sie limitiert die Wahrnehmung Ihrer Möglichkeiten und gibt Ihnen keine Chance, positiv zu reagieren. Das vorherige Beispiel »Menschen mögen mich nicht, weil ich andere Regeln habe« ist eine dieser gefilterten Grenzen. Eine neue, kreative Regel könnte sein: »Ich traue mir zu, mit den Regeln anderer Menschen umzugehen.«

Ganz typische Limitierungen sind: »Hoffentlich stecke ich mich nicht an« oder »Das schaffe ich nicht« oder »Ich habe es ja gewusst.« Sogenannte Sollte-Aussagen gehören auch in diese Kategorie. Diese Aussagen schaffen bereits Konflikte durch das, was sie voraussetzen. Sie stellen die Forderung »Das Leben sollte so sein, wie ich es sehe.« Das ist ein großer Unterschied zu der Regel »Das Leben kann so sein, wie ich es sehe.« Achten Sie auch auf Verallgemeinerungen, die Sie nicht glücklicher, gesünder oder liebevoller machen – sie sind es nicht wert, daran festzuhalten.

Übungen

1. In welchen Bereichen können Sie scheinbar Unmögliches für möglich halten?
2. Entdecken Sie kreative und gefilterte Grenzen, indem Sie sich an den dazugehörigen Gefühlen orientieren. Wenn es Ihnen von Nutzen ist, verändern Sie die gefilterte Grenze.

Was bedeutet grenzenlos sein?

In einem grenzenlosen Universum ist alles mit allem verbunden. Jeder einzelne Gedanke beeinflusst das Universum. Wie stark der Einfluss ist, hängt davon ab, wie viele Menschen damit in Resonanz gehen. Alles, was wir an uns heilen, sendet einen heilenden Impuls ins Universum. Wir säen damit Samen der Heilung.

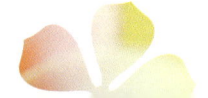

Ich joggte an einem Wintertag durch den Wald. Plötzlich krampfte mein rechter Oberschenkel. Ich spürte, dass dieser Krampf mit meiner Angst zu tun hatte, ich könnte auf dem eisigen Untergrund ausrutschen. Ich war gerade dabei, den Oberschenkel zu entspannen, als mein Blick auf eine Joggerin fiel, die mir entgegenkam. Sie fing an zu rutschen, und ich konnte sehr deutlich die Angst in ihren Augen sehen. Im selben Moment, in dem sich der Krampf in meinem Oberschenkel löste, bekam sie wieder die Herrschaft über ihren Körper zurück und lief weiter. Die Joggerin wollte nicht stürzen und hatte meinen Impuls der Entspannung für sich genutzt, um ihren Körper auszubalancieren. Wenn Ziele übereinstimmen, können wir die Wirkung von Gedanken und das Verbundensein sehr gut beobachten.

In einem grenzenlosen Universum ist alles möglich. Sie müssen nur herausfinden, wie es geht. Warum kann ich nicht fliegen? Ich habe einfach noch nicht herausgefunden, wie. Denken Sie daran, wie Sie als kleines Kind krabbeln gelernt haben. Sie konnten damals nicht aufrecht stehen, geschweige denn fünf Minuten am Stück rennen. Niemand hat Ihnen als Kind etwas über Grenzen erzählt. Siehe da, Sie haben stehen und laufen gelernt.

So funktioniert es mit allen Dingen im Leben. Wer sagt Ihnen, dass Sie etwas nicht können? Sie sagen es sich selbst, oder andere sagen es Ihnen, weil Sie sie ermächtigt haben, über Sie zu urteilen. Verändern Sie die Regel, und geben Sie Ihrem natürlichen Entwicklungspotenzial Raum, genauso wie Sie es als Kind gemacht haben. Sie tragen die Weisheit in sich, wie Sie in einem grenzenlosen Universum am besten agieren.

Aus der Sicht von Huna ist alles lebendig: Menschen, Tiere, Pflanzen, Steine, Sterne, Gebäude, Autos, Computer und jeder Teil von jedem Ding, wie Zellen, Moleküle, Blätter, Licht, Elektrizität, Krallen, Ziegelsteine. Alles ist lebendig, als Ganzes und in seinen Teilen. Leben ist in großen und in kleinen Dingen. Diese Annahme ist genial, und sie hat den Vorteil, dass Sie mit allem kommunizieren, sich mit allem verbinden und Einfluss nehmen können. So haben Sie die Möglichkeit, sich die Geschichte eines Steines erzählen zu lassen, Ihren Rosenstrauch zu fragen, was er braucht, um kräftiger zu wachsen oder mit Ihrem Computer zu reden, damit er Ihnen gute Dienste leistet. Diese Sichtweise macht Sie groß, stark und energievoll statt ohnmächtig und klein.

Pummel ist ein Kater, der sein Revier zu verteidigen weiß und Auseinandersetzungen, auch mit größeren Katern, nicht aus dem Weg geht. Caroline, seine Besitzerin, kann ein Lied davon singen. Schrammen und Kratzer sind an der Tagesordnung. Eines Tages kommt Pummel humpelnd nach Hause und rührt nicht mal sein Futter an. Caroline macht sich Sorgen und bittet mich um Hilfe. Ich gehe mit Pummel in Verbindung und erkenne, dass er sich im Kampf an einem Hindernis verletzt hat. Einer seiner Wirbel ist verschoben. Ich schnüre für Pummel ein Heilpaket, und er nimmt es gerne an. 3 Tage später ist alles wieder gut, und Pummel wandert wieder in froher Erwartung auf den nächsten Zweikampf durch sein Revier.

In einem grenzenlosen Universum können Sie mit allem kommunizieren. Es gibt für Ihr Sein keine Grenzen. Sie können sich so weit weiterentwickeln, wie Sie möchten und es sich zutrauen. Die innere und äußere Welt sind grenzenlos. Das gesamte Universum ist überall, und Geist und Materie sind miteinander verknüpft. Sie sind, was Sie sich zu sein vorstellen können.

Übungen: Stärkung der Imaginationsfähigkeiten

Üben Sie, wo immer Sie sind, und fügen Sie Ihrer Umgebung »Dinge« hinzu. D. h. erschaffen Sie etwas, was physisch nicht vorhanden ist, einem guten Zweck dient und Freude macht z. B.:

1. Füllen Sie das Besprechungszimmer oder den Verkaufsraum mit dem Duft von frischem Heu.
2. Schenken Sie einer müden Kassiererin einen Springbrunnen für mehr Frische und Dynamik.
3. Stellen Sie zur Stärkung einen Bär hinter sich.

Erhöht sich dadurch Ihr Wohlgefühl?

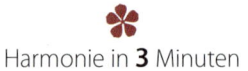

Wie können Sie Grenzen/Regeln ändern?

Regeln zu ändern ist eine natürliche Fähigkeit. Neue Regeln entstehen zuerst im Geist, in Ihrer Vorstellungswelt, in Ihrem Kopf. Wenn Sie sich eine Veränderung vorstellen können, haben Sie die Basis geschaffen, um diese Veränderung auch in der Realität vorzunehmen. Dazu ist nur ein einfacher, bewusster Entschluss nötig, verbunden mit der konsequenten Haltung, die neue Regel immer wieder zu bestätigen. Hilfreich ist es, sich vorzustellen, wie Ihr Leben sein wird, wie Sie sich fühlen werden, wie Sie gehen und handeln, wenn die Veränderungen vollzogen ist. Wenn Sie anscheinend etwas begrenzt (Ereignisse, Umstände usw.), dann brauchen Sie nur zu spüren, ob Sie bereit sind, etwas daran zu ändern. Dann können Sie sich überlegen, wie Sie es angehen. Das Verändern von Regeln ist viel effektiver, als das Verändern von Verhalten! Verhaltensänderungen sind ein Weg, um eine neue Regel zu bekräftigen.

Dabei ist Konsequenz wichtig, denn Affirmationen, Visualisierungen oder Heilbehandlungen werden dadurch zu einer neuen Regel, und Veränderungen treten ein. Sie werden manchmal erleben, dass Sie im Konflikt sind aufgrund der Sicherheit, die Ihnen die alte Regel geboten hat, und der Unsicherheit, wie es mit der neuen Regel sein wird. Konsequentes Handeln hilft Ihnen auch in diesem Fall.

Wenn alles mit allem verbunden ist, dann hat eine Regeländerung in einem Bereich Auswirkungen auf alle Bereiche Ihres Lebens. Deshalb können oftmals kleine Regeländerungen sehr große Wirkungen haben. Wenn Sie nicht wissen, was Sie an einer Situation ändern könnten, dann beginnen Sie einfach damit, etwas im Außen zu verändern. Ändern Sie Ihre Körperhaltung, Ihren Atemrhythmus, dekorieren Sie den Wohnzimmertisch neu, oder topfen Sie eine Pflanze um.

Was ich damit sagen will ist, fangen Sie einfach an, und alles andere wird folgen. Wichtig ist, dass Sie mit diesen Handlungen die Tür öffnen und offen halten.

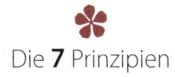

1. Ändern Sie kleine Regeln, wie z. B. »Ich ärgere mich nicht mehr darüber, dass ich die Tintenpatrone gerade jetzt neu auffüllen muss.« Wenn Sie kleine Regeln ändern, erzielen Sie Fortschritte. Die Regeln sind miteinander verbunden wie ein großes Geflecht. Jeder Knoten, den Sie auflösen, kann automatisch andere Knoten lösen, ohne dass Ihnen das bewusst sein muss.

2. Erinnern Sie sich an eine unangenehme Situation, spüren Sie dabei in Ihren Körper hinein, und stellen Sie fest, wo genau im Körper Sie die damit verbundene Anspannung wahrnehmen. Verändern Sie dann Ihre Körperhaltung, und beobachten Sie, wie sich die Anspannung verändert.

Praktische Umsetzung

In einem grenzenlosen Universum sind wir frei, unsere Einstellungen jederzeit allem und jedem gegenüber zu ändern. Ganz egal, ob Gegenwart, Vergangenheit oder Zukunft davon betroffen sind.

Vor einigen Jahren fand ich, es wäre an der Zeit, eine neue Einstellung mir gegenüber einzunehmen. Eine Einstellungen, die mein Selbstvertrauen und meine Liebe zum Leben stärkt. »Ich bin völlig in Ordnung, so, wie ich bin«, das war meine neue Grundhaltung mir selbst gegenüber. Damit setzte ich Regeln, die im Laufe meines Lebens aus Aussagen wie »Dafür solltest du dich schämen« oder »Das tut man nicht« oder »Du bist schuld, dass ...« oder »Halte dich zurück« entstanden sind, außer Kraft. Ab jetzt bin ich völlig in Ordnung, so wie ich bin. Ich fand diese Einstellung genial.

Im Laufe der nächsten Wochen und Monate gab es zahlreiche Erlebnisse, die mir zeigten, wie stark die alten Regeln in mir verankert waren, und mich aufforderten die neue Grundhaltung durch mein Verhalten zu bestätigen. Ich war versucht, die neue Regel nur ein bisschen auszuprobieren, und es wäre leicht gewesen, Vorwände zu finden. »Cosima ist gerade so empfind-

lich / Das Verhältnis zu meinem Bruder will ich nicht verschlechtern. / An den Schuldgefühlen könnte ja auch was dran sein.« »Nein, keine Ausnahmen«, sagte ich mir. »Die neue Regel kann nur funktionieren, wenn ich konsequent bin. Ich will neue Erfahrungen machen und ein neues, anderes Spiel spielen.« In dieser Umstellungsphase lernte ich vieles über mich und meine automatischen Reaktionen (der berühmte Schritt Nr. 3).

Verblüffend waren die positiven Reaktionen in meinem Umfeld. Das unterstützte mich sehr darin, konsequent zu sein. Mir fiel es immer leichter, Schuldgefühle zu wandeln, selbstbestimmt zu agieren, Dinge einzufordern und meine Meinung zu vertreten. Wenn wir alle miteinander verbunden sind, dann ist die logische Konsequenz daraus, dass, wenn ich in Ordnung bin, es auch alle anderen sind. Das unterstützt eine harmonische Entwicklung und lässt mich und alle anderen im besten Sinne wachsen und groß werden.

In dem Buch »Healing Relationships« von Serge Kahili King las ich einmal folgende Aussage, die mir sehr geholfen hat, mich anders zu sehen: »Es wird immer Menschen geben, die dich lieben aufgrund dessen, was du tust. Es wird solche geben, die dich aufgrund dessen, was du tust, nicht lieben, und es gibt Menschen, die dich lieben, gleich was du tust. Und es gibt welche, die dich nicht lieben, egal, was du tust. Und das wird sich immer wieder ändern.« Also bist du völlig in Ordnung, so, wie du bist! Herzlichen Glückwunsch zu dieser Einstellung!

KALA
Sei frei,
Regeln zu ändern
du setzt die Grenze
spiele

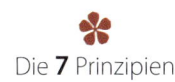

3. Prinzip: MAKIA – Die Energie folgt deiner Aufmerksamkeit

Die Geschichte vom Urlaub in Australien

Kerstin hatte bewegte Zeiten hinter sich. Sie brauchte Abstand und buchte einen Flug nach Australien. Ein lang gehegter Reisetraum ging in Erfüllung. Gleich im ersten Hostel in Sydney fand sie eine Reisepartnerin. Gemeinsam mieteten sie ein Auto, um Australien zu erkunden. Nach einer Woche kam die erste Mail von ihr: »Es ist kalt und regnerisch, meine Reisepartnerin redet nicht viel und macht ihr Ding. Wir fahren heute nach Alice Springs.« Zwei Tage später schrieb sie: »Es geht mir schlecht, ich fühle mich alleine. Niemand ist zum Reden da, so eine Reisepartnerschaft ist auch nicht das Wahre. Das Land geht an mir vorbei, und mir graut vor meinem Leben in Deutschland, der Wohnungssuche, der Arbeit und dem Alleinsein.« Klingt nicht nach einer Mail von jemandem, der sich einen Reisetraum erfüllt, oder?

Die Therapeutin in mir meldete sich zu Wort und schrieb Kerstin folgende Worte: »Das Universum hat dir diese sachliche, nüchterne Reisepartnerin geschickt, weil dir die Gefühlsduselei gerade nichts nützt. Lass endlich los, und erlaube dir, ein gutes Leben zu haben. Mensch Kerstin, du bist in Australien, folgst den Spuren der Pioniere, die sich in diesem Land ein neues Leben geschaffen haben. Verbinde dich mit diesen Kräften. Entscheide dich morgen am Ayers Rock dafür, dass es dir ab jetzt gut geht, dass du jede Minute in Australien genießt, dass du dir zutraust, in einen tollen neuen Lebensabschnitt zu gehen und dass du dein Augenmerk auf die Geschenke richtest, die Australien dir bietet.«

Huna-Sichtweise:

* Egal, wie weit wir verreisen oder Abstand halten, unsere Schwierigkeiten reisen mit, wenn wir mit unseren Gedanken dort verweilen.
* Dort, wo unsere Aufmerksamkeit ist, fließt die Energie hin. Wir entscheiden, welchen Fokus wir beibehalten. Bleiben wir beim alten Leid, oder sind wir beim Neubeginn? Nähren wir Angst und Wut oder unseren Optimismus und unsere Tatkraft?
* Je länger wir den Fokus halten, desto mehr verstärkt sich die Kraft darin. Kerstin hat sich viele Tage auf ihr Leid konzentriert, und es hat sich immer mehr verstärkt.

Lösungsidee:

Kerstin beschließt, den Ayers Rock als Meilenstein und Neubeginn zu sehen. Sie umrundet ihn und lässt mit jedem Schritt ihr altes Leben los, ihre Wut und Verzweiflung. Bald spürt sie, welche Kräfte in ihr schlummern, in ein neues Leben, in einen neuen Lebensabschnitt zu gehen. Müde und erleichtert kriecht sie in ihren Schlafsack und spürt in den kommenden Tagen immer deutlicher, wie sie sich wandelt.

Ihr Reisebericht klingt nun so: »Ich bin gelassen, freu mich an dem schönen Wetter und staune über die Schönheit dieses Landes. Ich erkenne immer deutlicher, was ich mir alles zutrauen kann. Das Auto hat heute komische Geräusche gemacht, doch ich habe darauf vertraut, dass wir es bis zur Werkstatt schaffen. Morgen gönne ich mir ein Einzelzimmer im Hostel und schlaf mich mal richtig aus. Vielen Dank an die Therapeutin, es war wirklich Zeit, den Fokus zu verändern.« Meine Antwort: »Danke der Therapeutin in dir, und herzlichen Glückwunsch, dass du diese Veränderung hervorgebracht hast. Genieße deinen Urlaub in vollen Zügen!«

MAKIA – Die Energie folgt deiner Aufmerksamkeit

Die mächtigste Kraft unseres Verstandes ist die Fähigkeit, unsere Gedanken zu fokussieren. Was wollen Sie? Worauf konzentrieren Sie sich? Es geht um

Konzentration und Fokus, statt Verwirrung und Mangel an Ausrichtung. Makia fordert Sie auf, festzulegen, was Sie wollen, eine klare Vorstellung davon zu entwickeln, Ihre Aufmerksamkeit darauf zu konzentrieren und sich klar zu werden, was Ihre Schritte sind, um das Erwünschte zu erreichen. Das Denken allein bringt keine zählbaren Resultate, es ist das fokussierte Denken, das Dinge möglich macht.

Mit Ike haben Sie gelernt zu beobachten, Kala hat Sie mit der Freiheit vertraut gemacht, Regeln zu ändern und sich zu verbinden, und mit Makia legen Sie den Fokus fest und behalten Ihr Ziel im Auge.

Sie ärgern sich über einen Freund. Dadurch lenken Sie Ihre Aufmerksamkeit darauf, was Ihnen an diesem Menschen nicht gefällt. Je länger Sie sich darauf fokussieren, desto stärker wird der negative Zustand. Sie werden immer wieder ähnliche Erfahrungen mit ihm machen, weil Ihr Fokus darauf gerichtet ist und das Außen auf Ihren Fokus reagiert.

Sie können immer wählen, wie Sie sich fühlen wollen und sich auf solche Dinge konzentrieren, die diese Gefühle hervorrufen. Wenn Sie darüber verärgert sind, wie Sie am Postschalter gerade behandelt wurden, dann können Sie entscheiden, verärgert zu bleiben und das Gefühl von Verärgerung zu genießen. Oder Sie können beschließen, dass Sie sich genug geärgert haben und sich jetzt lieber geliebt fühlen möchten. Dann denken Sie ganz einfach an Menschen, die Sie mögen oder daran, was Ihnen in letzter Zeit Gutes passiert ist. Es ist ganz einfach eine willentliche Entscheidung. Makia funktioniert für kurz- und langfristige Ziele. Ganz egal, ob Sie sich jetzt wohlfühlen wollen oder ein weitreichendes Ziel umsetzen möchten.

Das dunkle Wintergrau schlägt Ihnen aufs Gemüt? Richten Sie Ihren Fokus auf schöne Urlaubs- oder Sommertage, träumen Sie sich zu schönen Plätzen, spüren Sie die Sonne auf der Haut, atmen Sie den Duft des Meeres ein. Plötzlich fühlen Sie sich glücklich und der Winterblues ist wie weggeblasen.

Ihre Konzentration ist der Anführer, und die Aktivität folgt Ihrer Konzentration. Etwas Konzentration ergibt etwas Aktivität, viel Konzentration ergibt viel Aktivität. Wenn Sie etwas lernen, tun, haben oder ändern wollen, richten Sie Ihre Aufmerksamkeit darauf. Auf ein Ziel gerichtete Aufmerksamkeit lässt Dinge geschehen.

Menschen sind Energieerzeuger

Alles ist Energie. Eine Art von Energie kann in eine andere gewandelt werden. Jeder Mensch erzeugt durch Gedanken, Gefühle, Handlungen, Worte ununterbrochen Energie. Sie können beeinflussen, wie viel Energie Sie erzeugen. Sie vermindern Ihren Energiefluss, indem Sie sich auf Ereignisse, Menschen, Gegebenheiten ausrichten, die Ihnen missfallen. Sie verstärken Ihre Energie, wenn Sie sich auf Ereignisse, Menschen, Situation ausrichten, die Sie erfreuen, Sie motivieren oder die Sie schätzen. Wenn Sie Ihre Energie richtig gepolt haben, dann fühlen Sie sich kraftvoll und tatkräftig.

Sie müssen schmerzvolle Dinge nicht vermeiden. Nehmen Sie sie einfach wahr, tun Sie, was zu tun ist, und dann verändern Sie Ihren Fokus, so gut Sie können. Wenn Sie die Fähigkeit des Fokussierens beherrschen, dann können Sie wählen, glücklich zu sein, wann immer Sie wollen. Beanspruchen Sie diese Fähigkeit!

Ich saß voller Tatendrang an meinen Laptop, um das Kapitel »Makia« fertigzustellen. Eine langjährige Patientin rief an, um mir zu sagen, dass sie an Krebs erkrankt sei. Sie klang sehr verzweifelt. Wir besprachen, wie ich sie unterstützen könnte und vereinbarten einen baldigen Termin. Danach fiel mir das Schreiben schwer, meine Gedanken wanderten hin und her. Es war Zeit für eine Entscheidung: Wollte ich weiter darüber grübeln oder wollte ich das fortführen, was ich mir für den Tag vorgenommen hatte? Ich entschied mich für die Fortführung. Beim Schreiben wurde mir auf einmal bewusst, dass die Patientin und ich die gleiche Aufgabe hatten, nämlich den Fokus zu halten – sie auf ihre Gesundung und ich auf mein Schreiben. So waren wir beide kraftvoll, und es war die beste Unterstützung, die ich ihr im Moment geben konnte.

Kurze Zeit später rief meine Freundin Eva, eine Journalistin, an und fragte, wie ich mit meinem Buch vorankäme. Ich erzählte ihr, dass ich die Struktur eines Kapitels immer wieder änderte und es einfach nicht rund würde. »Ich hab gerade Zeit, fass doch das Kapitel und deine Gedanken dazu für mich zusammen«, meinte Eva. Das tat ich, und auf einmal lief es wie von allein.

Ich bin immer wieder erstaunt, wie einfach es ist, den Fokus zu halten, wenn ich klar entscheide, was ich jetzt will und was dann Gutes daraus entsteht. Durch eine klare Ausrichtung mache ich es dem Universum leicht, mich zu unterstützen. Gedanken sind gewaltige Energien. Unsere Gedanken von heute sind die Erfahrungen von morgen. Die Gedanken und Gefühle, mit denen wir uns beschäftigen, bewusst oder unbewusst, bilden den Entwurf für unser Leben. Sie holen die nächste verfügbare Erfahrung, die jenen Gedanken und Gefühlen gleichkommt, in unser Leben.

Während einer Asienreise nahm ich schweren Herzens Abschied von Kambodscha und kam mit dem Bus nach Bangkok zurück. Je näher wir Bangkok kamen, desto mehr störte mich der Lärm, das Verkehrschaos, die Abgase und die Hektik dieser Großstadt. Was passierte, nachdem ich am Busbahnhof angekommen war? Der Taxifahrer fand das Gästehaus nicht, wir kamen von einem Stau in den nächsten, dann gab es nur noch ein Zimmer unter dem Dach, das selbst nachts noch 40 Grad und keine Klimaanlage hatte, und mein zwischengelagertes Gepäck war unauffindbar. Ein Paradebeispiel für die Kraft der Fokussierung. Mit einem Schmunzeln habe ich am nächsten Tag meine Harmonie zu Bangkok wiederhergestellt, ein anderes Zimmer bekommen, und mein Gepäck ist auch wieder aufgetaucht.

Übung

Versuchen Sie, nur für eine Minute bei einem Lieblingsgedanken zu bleiben, andere aufsteigende Gedanken nehmen Sie nur peripher wahr. Beobachten Sie dabei die Reaktionen Ihres Körpers.

Umgang mit Bedenken und Befürchtungen

Manchmal sind wir Meister darin, einfache Bedenken in einen Horrorfilm zu verwandeln. Unsere Angst wird real. Wir denken intensiv darüber nach, wie wir mit dieser Katastrophe umgehen könnten, die wir gerade nur in unserer Fantasie erleben. Wir verlieren jegliches Gefühl von Stärke und kanalisieren unsere Energie in Bereiche, in denen wir uns entsetzlich fühlen.

Makia ist wie Autofahren. Obwohl ein Auto viele PS hat, es schnell und schwer ist, bestimmen Sie, wohin es fährt. Ihre Fantasie ist eine extrem starke Kraft, die Ihnen nur dient, wenn Sie sie steuern. Bremse, Lenkrad und Gaspedal sind Ihre Hilfsmittel. Im Fall des Horrorfilms drücken Sie vehement auf die Bremse und bringen den Film zum Stillstand. Dann nehmen Sie das Lenkrad in die Hand und führen Ihre Fantasie in einen Erfolg versprechenden Film.

Der effektivste Umgang mit negativer Erwartung ist, sie rigoros in eine positive Erwartung zu wandeln, und zwar sobald sie auftaucht. Die positive Erwartung ist auch eine Fantasie, ein Produkt Ihrer Imagination, doch im Gegensatz zur negativen Erwartung hilft diese Ihnen, sich gut zu fühlen und sich für den Erfolg zu präparieren. Sie sind verantwortlich, wohin das Auto Ihrer Fantasie fährt. Lassen Sie sich nicht von Medien, Freunden, Partnern oder Erinnerungen beeinflussen. Sie haben immer die Wahlmöglichkeit. Fokussieren ist eine Ihrer stärksten Fähigkeiten. Wenn Sie Ihren Fokus halten, ohne sich ablenken zu lassen, dann energetisieren Sie diesen Fokus auf eine sehr kraftvolle Art und Weise. Sie können dabei große Dinge erreichen. Sie sind die Autorität!

Übung: Fokussiert bleiben

Nehmen Sie sich zwei Minuten Zeit, und entdecken Sie die Schönheit in einem Alltagsgegenstand, wie z. B. einer Wäscheklammer, einem Stift oder einer Gabel. Beobachten Sie, wie es Ihnen nach Beendigung der Übung geht.

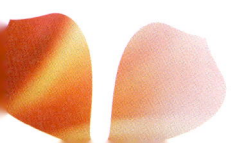

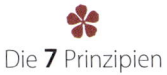

Ich habe mit dieser Übung schon wunderschöne Minutenpausen verbracht. Der Effekt dabei ist, dass sich Ihr Körper und Ihre Gedanken sehr schnell entspannen.

Was ist konzentrierte Aufmerksamkeit?

Aufmerksamkeit ist bewusstes Wahrnehmen. Konzentrierte Aufmerksamkeit ist die Fähigkeit, Aufmerksamkeit willentlich auf etwas zu richten und willentlich dort zu verweilen. Man nennt das auch fokussiert sein. Konzentrierte Aufmerksamkeit ist in Gedanken, Worten oder Taten ausgedrückte Energie. Mit ihr bekräftigen und bejahen Sie ein Ziel. Es entsteht ein produktives Spiel der Energien. Ihr Ziel wird »beseelt« und immer lebendiger.

Wie findet ein Grashalm den Weg nach oben? Durch seine starke Ausrichtung auf die Sonne gepaart mit dem unbedingten Willen, zum Licht vorzudringen. Konzentrierte Aufmerksamkeit ist die unbedingte Ausrichtung auf ein Ziel, um es zu realisieren. Die Regel, dass Konzentration schwer ist, dürfen Sie getrost in den Müll werfen.

Viele klagen über die Unfähigkeit, sich zu konzentrieren. Wir haben gelernt, dass »sich konzentrieren« schwierig ist. Konzentration ist kinderleicht, jedes kleine Kind oder Tier kann das. Weil wir glauben, dass Konzentration schwer ist, wollen wir sie gewaltsam erzwingen. Wir strengen uns an. Doch hinter jeder Anstrengung versteckt sich der Gedanke des Nichtkönnens. Tatsächlich ist Konzentration spielend leicht, selbstverständlich und mühelos. Es ist ein entspanntes Verweilen, ein Hineinfließen in ein Tun, Denken oder Fühlen. Es ist eine wunderbare Schulung Ihres Geistes, um heilende Effekte zu erzielen.

Man kann sich nicht gleichzeitig auf alles konzentrieren, sonst zerstreut sich die Energie in alle Winde. Im Moment habe ich mich entschieden, an diesem Kapitel zu arbeiten. Deshalb will ich mich nicht gleichzeitig mit jemandem unterhalten. Ich kann versuchen, beides gleichzeitig zu tun. Dann werden sich in diesen Text viele Fehler einschleichen, meine Aufmerksamkeit wendet sich immer mehr der Unterhaltung zu, und ich verbrauche Energie, um mich nicht ablenken zu lassen. Wenn ich mein Ziel erreichen will, muss ich den Fokus halten und damit die Energie bündeln. Wenn ich nicht so recht weiß, was ich heute will, dann ist mein Ziel unklar, meine Aufmerksamkeit zerstreut, und damit vermindere ich meine Energie und meine Fähigkeiten.

Übungen

1. Beobachten Sie sich eine Weile! Wo ist Ihre Aufmerksamkeit? Stärkt Sie das oder schwächt es Sie?

2. Wenn Sie eine Arbeit erledigen, die Sie ungern machen oder die Sie schnell ermüdet, dann nehmen Sie sich einen Zeitrahmen, z. B. 15 Minuten, vor, und fragen Sie sich konstant, während Sie die Arbeit tun: »Was ist faszinierend daran?« »Was ist gut daran?« »Wie kann ich es schneller und effektiver machen?« »Wie kann ich erreichen, dass ich Spaß daran habe, dies zu tun?«

Anhaltend fokussiert sein

Konzentrierte Aufmerksamkeit heißt, anhaltend auf etwas fokussiert sein. Die meisten Menschen können bequem ca. sechs Sekunden einen Gedanken halten. Unser Bewusstsein strukturiert die Gegenwart jedoch in Drei-Sekunden-Einheiten, ein Händedruck, ein Blick, die Zeile eines Gedichts, ein Löffel Suppe, all dies dauert ungefähr drei Sekunden, und das ist kein Zufall. Unser Gehirn fragt sich ungefähr alle drei Sekunden: Was gibt es Neues um mich herum? Aus dieser Erkenntnis heraus, ist es schon eine bedeutende Sache, wenn Sie Ihren Fokus 30 Sekunden oder sogar ein bis zwei Minuten halten können. Das beeindruckt Ihr Unterbewusstsein und macht Ihre Absicht bedeutungsvoll und wichtig.

Länger den Fokus zu halten, gelingt Ihnen umso leichter, je mehr Sie Ihre Sinne mit ins Spiel bringen. Reichern Sie den »nackten« Gedanken mit Duft, Geschmack, Gefühl, Visualisierungen und Tönen an. Ein fades Essen begeistert niemanden, ein Gericht, das ein Geschmackserlebnis bietet, hinterlässt einen bleibenden Eindruck. Es ist voller faszinierender Energien. Mit jedem

Bissen entdecken Sie eine andere Geschmacksnuance, konzentrieren sich ganz auf dieses Essen und blenden alles andere aus.

Die Dauer bestimmt die Kraft Ihres Fokus. Lang anhaltender Fokus bedeutet nicht, eine Stunde am Stück über Ihr Ziel zu meditieren und es den Rest des Tages zu vergessen. Vielmehr geht es um die Summe Ihrer Konzentration auf Ihr Ziel im Laufe des Tages, der Woche oder des Monats. Das Geheimnis des Erfolges ist, immer wieder eine Minute am Tag intensiv daran zu denken.

Einen lang anhaltenden Fokus können Sie mit den Meereswellen vergleichen: Mal sind sie groß, mal klein, doch sie sind immer vorhanden. Ein anhaltender Fokus ist ein Fokus, der nachhaltig ist und nicht so schnell vergessen wird. Sie sind umso fokussierter, je interessierter, engagierter, motivierter Sie für etwas sind und je mehr Sie sich damit verbunden fühlen. Beobachten Sie, wie leicht es Ihnen fällt, fokussiert zu bleiben, wenn Sie etwas gerne tun oder sich für etwas einsetzen, was Ihnen wichtig ist. Dann sind Sie im »Flow«, einem Zustand voller Energie, Schaffenskraft und Freude. Im »Flow« gehen Sie ganz in Ihrer Tätigkeit auf, vergessen Raum und Zeit. Das kann Ihnen beim Surfen im Netz, beim Recherchieren, beim Basteln, in der Natur oder beim Sport passieren. Der Flow entsteht, wenn Sie weder überfordert, noch unterfordert und neugierig auf die Aufgabe sind.

Tipps und Tricks zum Fokussieren

* Entscheiden Sie klar, was Sie jetzt/heute wollen!
* Der Trick für unliebsame oder langweile Tätigkeiten ist, auch darin etwas Schönes, Interessantes oder Lohnendes zu finden. Machen Sie aus dem faden Essen ein schmackhaftes Gericht!
* Schaffen Sie sich einen Anreiz, eine Herausforderung, machen Sie ein Spiel daraus, oder suchen Sie etwas, was Sie dabei lernen können. Sie wissen doch, wir sind alle Spieleerfinder!

Gitta wurde auserkoren, bei der Beerdigung einer verstorbenen Kollegin, die alle sehr mochten, eine Trauerrede zu halten. Ihr graute vor der Rede. Ihre größte Sorge war, vor dem ganzen Betrieb einen Heulkrampf zu bekommen und nur noch herumzustottern. Ich fragte sie: »Wer wäre optimal für diese Rede geeignet?« »Barack Obama«, war ihre prompte Antwort. »Dann stell dir vor, er steht hinter dir und unterstützt dich dabei, eine gute Rede zu halten.« Gitta war neugierig auf diese Erfahrung und hatte damit einen Anreiz für diese unliebsame Aufgabe geschaffen. Ich kann Ihnen verraten, sie hielt eine sehr bewegende Rede!

❋ Ihr Fokus wird lang anhaltend, wenn der Zweck des Fokus für Sie sehr wichtig ist. Wie machen Sie den Zweck wichtig? Sie entscheiden, er ist wichtig!

❋ Das Geheimnis, wie Sie Ihren Fokus verstärken können, ist, sich darauf zu konzentrieren, welchen Gewinn Sie aus Ihrem Tun erzielen. Wenn der Gewinn wichtig genug ist, konzentrieren Sie sich automatisch darauf. Konzentration und Interesse sind Verbündete. Wir haben die natürliche Tendenz, unsere Konzentration automatisch auf den Gegenstand des stärksten persönlichen Interesses auszurichten.

Evi scheut den Kontakt zu Menschen, die sie nicht kennt. Zu den geschäftlichen Veranstaltungen ihres Mannes geht sie nur mit Widerwillen und großer Anspannung. Ich schlage ihr vor, zur nächsten Veranstaltung mit dem Ziel zu gehen, mit drei Personen ins Gespräch zu kommen. Das ist machbar, und als sie ihr Ziel tatsächlich erreicht hat, kann sie sich zufrieden zurücklehnen. Vor allem kann sie zum ersten Mal mit einem zufriedenen und erfolgreichen Gefühl nach Hause gehen. Das ist ein großer Gewinn für Evi. Nach der Veranstaltung stellt sie fest, dass sie sich so auf ihr Ziel konzentriert hat, dass sie kaum einen Widerwillen bemerken konnte.

❋ Nichts hilft Ihnen so gut, den Fokus zu halten, wie, einen angenehmen Nutzen damit zu verbinden. Der Nutzen kann körperlich, emotional oder mental sein, d. h. ein gutes Essen, eine Unternehmung, die Sie mit Wohlgefühl verbinden oder die Vorstellung, etwas gelöst zu haben. Suchen Sie sich einen Nutzen, der reizvoll ist und Ihre Fantasie beflügelt.

* Mich motiviert beispielsweise, allein mir vorzustellen, wie ich später jemandem voller Freude und Stolz berichte, wie ich eine schwierige Sache gelöst oder meinen inneren Schweinehund überwunden habe. Ich erzähle gern Erfolgsgeschichten.

* Egal, wie groß der Nutzen oder Gewinn einer Sache ist, er verliert seinen Reiz, wenn Sie nicht oft daran denken oder ihn vergessen. Wenn Sie das Interesse verlieren oder sich ausgebrannt fühlen, dann nehmen Sie sich Zeit, um darüber nachzudenken, warum Sie das tun? Die Liebe zu Ihrem Ziel ist eine sehr starke Antriebskraft.

Verstärken Sie die Energie Ihres Fokus

Eine Sache entwickelt sich von selbst, wenn man sie ständig mit Energie versorgt. Alles im Universum ist in Bewegung und Veränderung. Wenn Sie sich eine Weile auf etwas fokussieren, schaffen Sie dafür gedanklich eine Energieplattform im Universum. Der Strom anderer Energien fließt daran vorbei, und die Energien, die Ihre Absicht unterstützen, bleiben an Ihrer Plattform hängen. Ihre Absicht bekommt Durchsetzungskraft, Verstärkung, fängt an zu leuchten und erregt Aufmerksamkeit.

Sie können die Anziehungskraft Ihrer Plattform intensivieren. Mentale Energie ist nur dann stark, wenn sie positive Emotionen erzeugt und Sie sich dabei körperlich stark fühlen. Die wahre Stärke eines fokussierten Gedankens zeigt sich in der Summe der emotionalen und körperlichen Energie, die er hervorrufen kann.

Ihre körperliche Energie erhöht sich enorm, wenn Ihre volle Aufmerksamkeit bei dem ist, was Sie gerade tun und wenn Sie es mit so viel Einsatz machen wie möglich. Ihre emotionale Energie können Sie absichtlich verstärken,

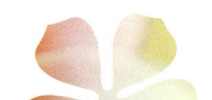

wenn Sie sich den erwünschten Zustand durch Worte und Imagination intensiv vorstellen und sich selbst mit allen Sinnen ins Bild setzen. Sie dürfen dabei gerne übertreiben, richtig aufgeregt sein, jubeln und kreischen. Das hebt dramatisch die Effektivität Ihres Fokus an. Das Ganze funktioniert aber nur, wenn Sie es wirklich tun wollen.

Hindernisse

Wenn sich etwas, worauf Sie sich intensiv konzentrieren, nicht umsetzen lässt, dann gibt es in Ihrem Unterbewusstsein etwas, was dagegen spricht. Das sind Befürchtungen oder Vorstellungen, die im Gegensatz zu dem stehen, was Sie bewusst anstreben.

Ein fähiger, junger Ingenieur wollte eine selbstbestimmte Arbeit am Wohnort seiner Familie. Sich selbstständig zu machen, kam nicht in Frage. Das verband er mit viel Geld verdienen und Ellenbogenmentalität. Sobald er sich aber vorstellen konnte, dass er frei ist, den Kurs seines Unternehmens zu bestimmen, dass er mit seinem Gewinn Ökoprojekte fördern oder sozial benachteiligte Mitschüler seiner Kinder unterstützten kann, kündigte er und gründete seine eigene Firma. Heute ist er sehr erfolgreich und sozial engagiert. Er hatte sich auf das fokussiert, was er wirklich wollte und nicht darauf, was er nicht wollte.

Eine ältere Dame erhielt eine Kündigung wegen Eigenbedarf. Sie fand keine neue Wohnung. Warum? Sie fokussierte sich darauf, dass es keine andere Wohnung gab, die so ideal und günstig war wie ihre derzeitige.

Wussten Sie, dass Sie, wann immer Sie sich auf etwas mehr als einige Sekunden konzentrieren, meditieren? So meditieren Sie sehr oft während des Tages, doch wie oft mit welchem Fokus? Jede Form von Sich-Erinnern an vergangene Erfahrungen ist eine Meditation. Sie meditieren, egal, ob Sie sich Ihre Befürchtungen, Ihre Sorgen immer wieder ins Gedächtnis zurückrufen oder Ihre Freude, Ihren Erfolg oder eine liebevolle Begegnung.

Hilfreiche Ansatzpunkte, wenn es Hindernisse gibt:

❀ Ist Ihr Fokus auf oder gegen etwas gerichtet?

❀ Denken Sie, so oft und so intensiv Sie können, an das, was Sie wollen, und so wenig wie irgend möglich an das, was Sie nicht wollen!

❀ Sind Sie aufmerksam genug, wenn Sie eine Antwort oder Information haben wollen? Manchmal müssen Sie das Tor längere Zeit offen halten, doch der Impuls kommt bestimmt.

❀ Kleben Sie an einem detaillierten Wunsch? Oft ist es besser, einfach das Beste zu erwarten. Es gibt im Universum viele Lösungsvarianten.

❀ Betrachten Sie die Situation aus einem anderen Blickwinkel. Wie würde ein Kind, ein Mann, eine Hausfrau, Kranken-schwester, ein Architekt oder Gartenplaner etc. Ihr Problem lösen. Was würden diese Personen Ihnen sagen?

❀ Welchen Stellenwert geben Sie Hindernissen und Kleinigkeiten, die schief laufen? Der Stellenwert zeigt sich darin, wie oft und in welcher Form Sie sich damit beschäftigen.

❀ Rechnen Sie mit Stolpersteinen, oder wollen Sie Ihr Ziel spielerisch, leicht und fröhlich erreichen.

❀ Gibt es eine unbewusste Angst in der Form, dass Sie etwas wollen, sich aber nicht vorstellen können, dass es funktioniert.

Was wollen Sie? – Ziele setzen!

Werden Sie sich klar darüber, was Sie wollen, und nicht darüber, was Sie vermeiden wollen. Das ist essenziell dafür, Ihre Ziele zu realisieren. Viele Menschen sagen, sie wüssten nicht, was sie genau wollen. Sie wissen im-mer, was Sie wollen. Oft haben Sie nur Angst, es zu formulieren. Das kann daran liegen, dass Sie keine falsche Entscheidung treffen wollen oder dass Sie glauben, dass andere besser wüssten, was das Richtige für Sie ist. Keiner von uns weiß, was die Zukunft bringt. Sie können nicht das Falsche wählen.

Wenn Sie eine Entscheidung getroffen haben, gibt es keine unveränderbaren Konsequenzen, die sich daraus entwickeln. Es gibt Tausende von Möglichkeiten, wohin eine Entscheidung führen kann. Maßgebend ist Ihr Verhalten im Anschluss an die Entscheidung, Ihr Umgang mit der Entscheidung und wie Ihr Körper darauf reagiert, ob er sich sträubt oder sich wohlfühlt. Wenn Sie dem Außen und anderen Menschen die Entscheidung überlassen, dann verleugnen Sie Ihre eigene Macht. Es gibt nur eine gute Strategie. Sie müssen klar festlegen, was Sie wollen, da geht kein Weg dran vorbei!

Übung

Was möchten Sie jetzt gerade haben? Wenn Sie sich z. B. das Gefühl von Leichtigkeit wünschen, dann lassen Sie »leichte« Musik laufen, oder stellen Sie sich eine schwebende Feder vor, oder halten Sie ein Stück Papier in der Hand, und spüren Sie die Leichtigkeit. Was hat sich nach dieser Übung positiv verändert?

Aufmerksamkeit folgt der Energie

Unsere Aufmerksamkeit wird von starken Energiequellen angezogen. Helles Licht, laute Geräusche, intensiver Duft, blinkende oder glänzende Dinge reizen unsere Sinne und erregen unsere Aufmerksamkeit. Sie können die Intensität einer Energie spüren und werden von der stärksten Intensität angezogen. Jede starke energetische Vibration zieht sofort Ihre Aufmerksamkeit auf sich, auch wenn sie unsichtbar ist. Genauso ist es mit Menschen, die ein starkes Energiefeld haben. Wir beschreiben sie als charismatische Menschen, sie erregen mehr Aufmerksamkeit.

Wollen Sie von anderen Menschen mehr wahrgenommen werden? Dann werden Sie zu einem starken, charismatischen Energiefeld. Das gelingt Ihnen umso mehr, je klarer Sie bezüglich Ihrer Absicht sind, je entspannter Sie auftreten, je mehr Sie Sie selbst sind und je mehr Sie sich mit Ihrer Absicht wohlfühlen.

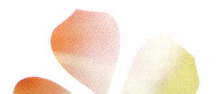
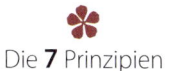

1. Welche Menschen Ihres Lebens sind Ihnen in Erinnerung geblieben, haben Sie beeindruckt? Was können Sie bezüglich Charisma von ihnen lernen?

2. Überlegen Sie sich, wie Sie zu einer starken, leuchten Energiequelle werden können, damit Sie und Ihre Ziele wahrgenommen werden. Um bildlich gesprochen zu blinken wie ein Weihnachtsbaum, beginnen Sie damit, sich vorzustellen, Sie würden so leuchten, glitzern und blinken, wie es ein Weihnachtsbaum tut. Wie fühlt sich das für Sie an?

Praktische Umsetzung von Makia

1. Eine klare Entscheidung und fokussierte Gedanken machen Dinge möglich.
2. Zielgerichtete Gedanken bündeln Energie, und Energie wiederum bewegt Energie.
3. Die Kraft Ihres Fokus ist abhängig von seiner Klarheit und seiner Dauer.
4. Je energievoller Ihr Fokus ist, desto größer ist der Effekt.
5. Ihre kontinuierlichen Gedanken über Ihr Ziel geben die Richtung vor und bestimmen, welche Aktivitäten Sie unternehmen.

Martin arbeitet als Unternehmensberater in einer renommierten Firma. Ein 14-Stunden-Tag ist für ihn die Regel, hinzu kommen viele Geschäftsreisen. Gleichzeitig will er in den nächsten Monaten die Basis für seine eigene Firma legen. Wie bewältigt er diese Arbeitsbelastung und bleibt gesund?

1. Martin hat den unbedingten Willen, bis zum Jahresende alles für seine geplante Selbstständigkeit in die Wege zu leiten. In spätestens einem Jahr mit seiner eigenen Firma an den Start zu gehen, hat oberste Priorität.

2. Er verstärkt seine Motivation immer und immer wieder, imaginiert das Gefühl der Freiheit in seiner zukünftigen Selbstständigkeit, stellt sich die

Befriedigung vor, die er empfindet, wenn er seine Dienstleistungen anbietet, empfindet die freudige Aufregung am Abenteuer »Selbstständigkeit« und malt sich in Gedanken die Vorteile aus, an seinem Wohnort zu arbeiten. Er spürt die große Freude, mit seiner Frau und seinen Kinder mehr Zeit verbringen zu können.

3. Während des Tages konzentriert er sich immer wieder ein bis zwei Minuten auf sein Ziel, würzt es und schmückt es weiter aus.

4. Er überzeugt seinen Körper von den zukünftigen Vorteilen in Form von Imagination und Worten, die sein Körper fühlen und verstehen kann. Schon Wochen im Voraus hat er durch Visualisierung seinen Körper darauf vorbereitet, was auf ihn zukommen wird und welchen Nutzen er davon haben wird. So hat sich sein Körper gut auf die zusätzliche Belastung eingestellt, die durch die Planung der Selbstständigkeit zur bisherigen Arbeit hinzukommen wird.

5. Er freut sich über jeden kleinen Schritt, ändert Vorgehensweisen und Ideen und lässt sich durch nichts von seinem Ziel abbringen. Zusammen mit seiner Frau malt er sich aus, wie sie ihr neues Familienleben gestalten werden.

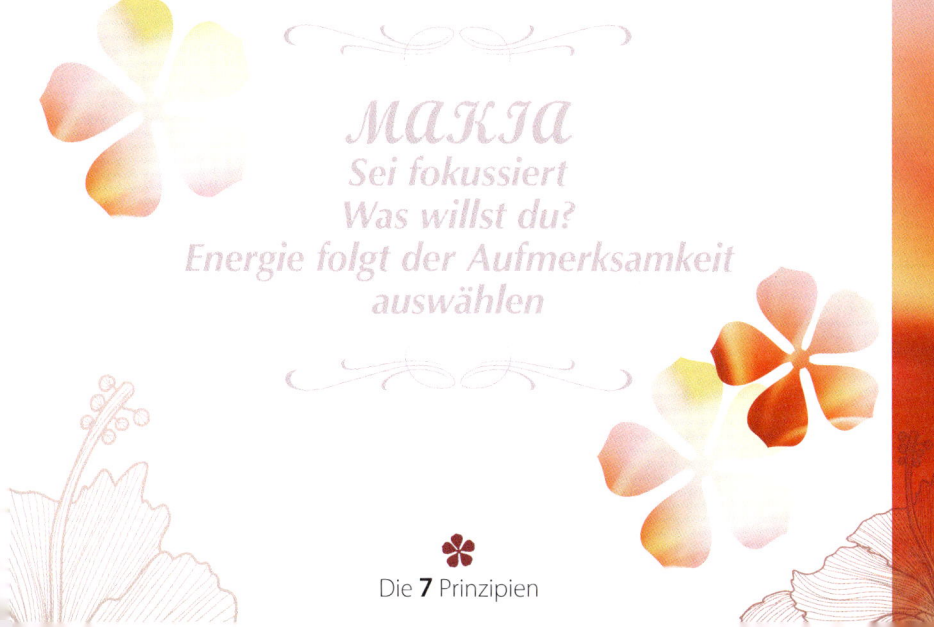

MAKIA
Sei fokussiert
Was willst du?
Energie folgt der Aufmerksamkeit
auswählen

4. Prinzip: MANAWA –
Zeige deine Präsenz im Jetzt

Die Geschichte von Mutter und Tochter

Hanna hat eine 43-jährige Tochter, Nina, die mit ihrer Familie in Hongkong lebt und dort arbeitet. Kürzlich hat Nina angerufen und Hanna informiert, dass sie für eine Woche zu Besuch nach Deutschland komme. Anlass sei ein Grundsatzgespräch in der Firmenzentrale. Nina hat bezüglich dieses Gesprächs kein gutes Gefühl, da die Umsätze nicht den Vorgaben entsprechen. Sie weiß nicht, inwiefern sich ihre Arbeitsbedingungen ändern werden oder ob sie eventuell versetzt wird. Nina gefällt es in Hongkong, und sie möchte auf keinen Fall wieder zurück nach Deutschland.

Hanna macht sich Sorgen und erzählt mir: »Weißt du, Nina ist oft so negativ und erwartet immer gleich das Schlimmste. Außerdem fühlt sie sich als Opfer, gibt den anderen an allem die Schuld und hat das Gefühl, das Leben bestrafe sie. Wenn es Nina schlecht geht, habe ich ein schlechtes Gewissen und mache mir Vorwürfe, dass ich als Mutter versagt habe. Einerseits freue ich mich auf Nina, und andererseits graut mir richtig vor dem Besuch. Ich weiß schon wie es sein wird: Wir streiten andauernd, sie wirft mir vor, dass ich sie nicht verstehe und nie verstanden habe. Und kurz vor ihrer Abreise schließen wir einen Scheinfrieden. So ist das immer. Was ist, wenn der Arbeitsvertrag gekündigt wird, was wird dann aus Nina und ihrer Familie? Oh Gott, warum kann es nicht einmal problemlos sein. Ich kann sie nicht bei mir aufnehmen, und so viel Geld, um sie auf Dauer zu unterstützen, habe ich auch nicht.«

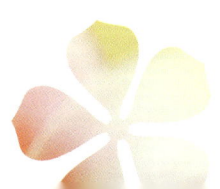

Huna-Sichtweise:

- ❀ Hanna ist nicht im Jetzt.
- ❀ Ihre Erinnerungen daran, wie sie und Nina in der Vergangenheit mit Schwierigkeiten umgingen, projiziert sie in die bevorstehende Begegnung. Sie ist in der Vergangenheit.
- ❀ Sie behandelt die Befürchtungen ihrer Tochter so, als wären sie bereits eingetroffen. Sie ist in der Zukunft. Sie sucht schon nach Lösungen für Probleme, die noch gar nicht vor handen sind.
- ❀ Gleichzeitig erlaubt sie sich und ihrer Tochter nicht, im Jetzt zu sein. Sie kann sich nicht vorstellen, dass es dieses Mal anders sein könnte. Sie verweigert sich der Möglichkeit, anders zu denken, anderes zu reagieren, anders aufeinander zuzugehen.
- ❀ Es gibt nur das Jetzt, den gegenwärtigen Moment. Alles andere sind vergangene Erfahrungen, die als Erinnerung präsent sind.
- ❀ Im Jetzt entscheide ich, wie ich mit den Erinnerungen umgehe und welche Strategie sinnvoll ist.

Lösungsidee:

Hanna will dem Teil von ihr, der sich auf Nina freut, den Vorrang geben. Sie wird die Begegnung einfach auf sich zukommen lassen. Ihre alten Schuldgefühle sind ihr jetzt nicht nützlich. Wenn sie immer wieder in der Vergangenheit lebt, wird sich nichts ändern, und sie und ihre Tochter drehen sich im Kreis. Hanna macht sich bewusst, dass sie nicht mehr die überforderte junge Mutter ist, sondern eine reife Frau mit vielfältiger Lebenserfahrung. Sie traut sich zu, ihrer Tochter neu zu begegnen, wie immer es dann sein wird. Sie nimmt sich fest vor, sich über jede noch so kleine, positive Veränderung zu freuen und Nina mit neuen Augen zu sehen.

MANAWA – Zeige deine Präsenz im Jetzt

Mit Makia haben Sie Ihren Fokus festgelegt. Jetzt geht es darum, sich von belastenden Erinnerungen der Vergangenheit zu lösen, ihnen die Macht zu nehmen, um den positiven Einfluss auf Ihr Leben weiter zu verstärken.

Wir leben im Jetzt. Die Schamanen gehen davon aus, dass es keine andere Zeit als die Gegenwart gibt. Wir können nicht in der Vergangenheit leben, denn die existiert nur in unseren Erinnerungen. Ebenso wenig können wir in der Zukunft leben, denn die findet noch nicht statt und verändert sich mit jeder Entscheidung, die wir im Jetzt treffen.

Nur jetzt, nur in diesem Moment können Sie positive Veränderungen aktiv bewirken. Sie können dies weder rückwirkend noch vorausschauend tun. Sie können jeden Einfluss der Vergangenheit nur im Jetzt ändern und Ihre Zukunft damit neu gestalten. Sie sind an keine Vergangenheit gebunden. Die Vergangenheit spielt keine Rolle. Was eine Rolle spielt, ist, wie Sie *jetzt* über die Vergangenheit denken. Auch das »Warum« ist nicht wichtig, nur, was Sie jetzt tun wollen, das zählt!

Hanna hat jetzt die Chance, sich eine neue, schönere Erfahrung mit Nina zu gönnen. Sie können gemeinsam einen neuen Raum betreten, einen Raum, der noch nicht vollgestellt ist mit alten Bildern, Geschichten und Gegenständen. Es ist ein Raum, den sie gemeinsam neu füllen und gestalten, sodass sich beide darin wohlfühlen. Dazu ist es nötig, vergangene Erfahrungen nicht über das Jetzt bestimmen zu lassen. Hanna sät den Samen dazu, indem sie die Tür zu diesem neuen Raum, dem Raum der Veränderung, jetzt öffnet.

Wenn Sie Verantwortung für sich übernehmen, dann sind Sie auch zuständig für Ihre Vorstellungen von Vergangenheit und Zukunft und deren Wirkung auf Sie im Hier und Jetzt. Ike hat Sie gelehrt, dass Vorstellungen veränderbar sind, dass sie eine direkte Wirkung auf Ihre körperliche und seelische Verfassung haben und auf das, was Sie sich zutrauen. Sie können jetzt eine neue Sicht der Dinge beschließen und damit eine imaginäre Tür mit einem riesigen Spektrum an Möglichkeiten öffnen.

Ralf hatte gestern eine hitzige Auseinandersetzung mit seinem Vater. Wie lange wird dieser Konflikt bestehen? Solange die Erinnerung daran und die damit verbundenen automatisierten Verhaltensweisen und Gefühle aufrechterhalten werden. Zwischen der Vergangenheit und der Zukunft liegt das Jetzt. Die Vergangenheit wirkt nicht automatisch weiter. Wenn Ralf entscheidet, diese Erinnerung weiter zu beleben, dann besteht der Konflikt weiterhin, und auch das bisherige Verhaltensmuster, sich mehrere Tage anzuschweigen, bleibt bestehen. Beschließt Ralf jedoch, den Konflikt jetzt zu beenden und seinem Vater »normal« zu begegnen, dann öffnet er die Tür für neue Verhaltensmuster bei sich und bei seinem Vater.

Aus gemachten Fehlern zu lernen und sich Ziele für die Zukunft zu setzen, ist wichtig. Der Sinn von Visionen und Zielen ist, uns in diesem Augenblick zu beflügeln und dafür zu sorgen, dass wir uns jetzt gut fühlen.

Bedeutung der Gegenwart

Die Vergangenheit und Zukunft nehmen wir oft wichtiger als die Gegenwart. Häufig ignorieren wir die Gegenwart, nehmen sie kaum wahr und verpassen die Chance, das Schaltpult unseres Lebens selbst zu bedienen.

Die Gegenwart ist die Realität, unser Schaltpult und damit der einzige Ort, an dem Veränderungen und Entscheidungen möglich sind. Der einzige Ort, an dem Sie wirksam sein können.

Gewöhnen Sie sich an, mehr Zeit in der Gegenwart, im Jetzt zu verbringen!

Zeigen Sie mir Ihre Vergangenheit!

Was Sie mir zeigen, sind nur Erinnerungen. Natürlich können Sie Ihr Fotoalbum betrachten, doch was passiert dabei. Sie aktivieren Erinnerungen, und diese Erinnerungen erzeugen nun ein Wohlgefühl oder ein Unwohlsein in Ihnen. Die Quelle Ihres Problems, Ihre Erinnerungen an positive wie negative Erfahrungen, sind mit Ihnen hier in der Gegenwart. Sie reagieren

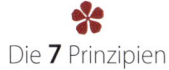

auf diese Erinnerungen und nicht auf die Vergangenheit als solche. Was Sie jetzt beeinflusst, sind Ihre aktuellen Entscheidungen und Überzeugungen in Bezug auf das, woran Sie sich erinnern.

Ich brauchte immer ewig lange, um ins Meer oder in einen Pool zu gehen. Dies geschah zitternd vor Kälte und zaghaft, in winzigen Schritten. Bis ich ganz im Wasser war, waren die anderen oft schon wieder draußen. Vor zwei Jahren war dann der Moment der Veränderung gekommen. Ich ließ bewusst Erinnerungen auftauchen und glaubte, die Stimme meiner Mutter zu hören, die mir als Kind eindringlich eingeschärft hatte, mich immer gut abzukühlen, bevor ich ganz ins Wasser eintauche. Sie habe schon von mehreren Fällen gehört, bei denen ein ungenügendes Abkühlen zu einem Herzinfarkt geführt hatte. Als Kind stellt man Empfehlungen der Eltern nicht infrage, und so habe ich jedes Mal, wenn ich ins Wasser ging, diese Regel wieder bestätigt.

Doch der Moment, diese unsinnige Regel ad acta zu legen und das zu tun, worauf ich Lust hatte, war gekommen. Schwuppdiwupp war ich im Wasser, und siehe da, ich überlebte das schnelle Eintauchen. Ich genoss das Gefühl von Befreiung und Selbstbestimmung in vollen Zügen. Um der neuen Gewohnheit Nachdruck zu verleihen, war es nur noch nötig, es die folgenden Male genauso zu tun. Jetzt habe ich eine neue Erinnerung, die mir guttut!

Was ist das Jetzt?

Ob dieses Jetzt am Ende eine Sekunde, eine Stunde, ein Jahr oder mehr dauert, spielt keine Rolle. Fangen Sie einfach an! Nur im Jetzt können Sie etwas verändern.

»Wozu noch warten? Wenn nicht jetzt, wann dann – wenn nicht ich, wer dann?« Diesen Satz hat mir eine Öko-Pionierin geschenkt, als ich ihr meine Bewunderung darüber aussprach, wie mutig und konsequent sie ihre Träume umsetze. Sie betreibt seit mehr als 30 Jahren ihre eigene Naturkostfirma. Ebenso hatte sie vor wenigen Jahren zugegriffen, als sich die Chance ergab, einen neuen Stadtteil zu schaffen und verwirklicht damit ihre Vision eines nachhaltigen und ganzheitlichen Zusammenlebens von Jung und Alt. Immer nach der Devise: Manawa – wenn nicht jetzt, wann dann!

Alle Kraft existiert nur im gegenwärtigen Augenblick. Das ist der Moment, in dem Sie Samen für Ihre Zukunft säen und gleichzeitig die Früchte der Vergangenheit ernten. Es ist der Moment, in dem Sie der Veränderung Raum geben, in dem Sie wirksam sind und Heilung einleiten, für sich und andere. In diesem Moment. Vergangenheit und Zukunft sind nur Konstrukte unseres Verstandes. Weder Vergangenheit noch Zukunft existieren im Jetzt, sie haben keinerlei Macht. Aber jetzt genau in diesem Moment haben *Sie* alle Macht der Welt. Sie können jetzt, genau in diesem Moment, den ersten Schritt in eine erfolgreiche Zukunft tun.

Dieses Jetzt ist relativ. Es ist die Zeitspanne, bezogen auf ein bestimmtes Thema, in der ich wirksam sein will. Ich schreibe jetzt mein Buch, das Jetzt, auf das Buch bezogen, hat eine Zeitspanne von sechs Monaten. Der Bereich der Wirksamkeit kann diese Sekunde, Minute, Stunde, dieser Monat, dieses Jahr sein. Das Jetzt für Hanna und Nina ist der Zeitraum ihrer Begegnung, und das Jetzt, um mein Unwohlsein zu lösen, ist die derzeitige Minute. Es ist immer der Zeitraum Ihrer derzeitigen Aufmerksamkeit auf etwas.

Natürlich enthält Ihr Jetzt auch Gedanken an die Vergangenheit oder Zukunft, weil Sie die Vergangenheit oder Zukunft nur in diesem Moment erleben und ändern können. Allerdings: Wenn Sie an ein Versagen in der Vergangenheit oder an Ihre Angst in Bezug auf zukünftige Ereignisse denken, dann haben Sie nicht die Kraft, jetzt etwas zu ändern. Sie erleben das Jetzt nicht und sind nicht wirksam. Was Sie im gegenwärtigen Moment nicht ändern, läuft dann weiter wie bisher, ganz automatisch.

Sie sind nicht das Opfer Ihrer Vergangenheit. Was Sie heute sind, ist das Resultat Ihrer Entscheidungen und Überzeugungen, die Sie aufgrund vergangener Erlebnisse getroffen haben. Ganz nüchtern betrachtet, ist die Vergangenheit eine Sammlung von aktiven Erinnerungen und Gefühlsmustern. Was prägt Ihr Leben? Das, was Sie in der Vergangenheit gedacht, wie Sie gehandelt und gefühlt haben. Was beeinflusst Ihre Zukunft? So, wie Sie derzeit denken, handeln und fühlen. Sie wollen positive Veränderungen erzielen, dann denken, handeln, fühlen Sie jetzt anders in Bezug auf das, was sich ändern soll.

Carla, eine junge Frau, kam mit Migräne ins Hunatraining. Ihre Rückmeldung nach der ersten Übung: »Ich habe Migräne, ich kann mich auf nichts anderes konzentrieren. Meine Migräne hat immer einen bestimmten Verlauf, und gerade bin ich an dem Punkt, an dem sich der Druck in meinem Kopf erhöht.« Ich bot Carla an, jetzt an ihrer Migräne etwas zu ändern. Sie lehnte ab, weil die Migräne einen festen Ablauf habe, und den wolle sie nicht unterbrechen. Daraufhin fragte ich sie, ob sie einfach einmal etwas ausprobieren wolle. Dazu war sie bereit. Ich führte sie durch eine kurze Übung, und sie stellte erstaunt fest, dass die Migräne leichter wurde. Am Ende des Trainings ging es ihr sogar bedeutend besser. Sie hatte den Verlauf der Migräne geändert. Carla verließ das Hunatraining mit der Erkenntnis, dass es immer eine Möglichkeit gibt, jetzt einen Schritt in die gewünschte Richtung zu tun. Sie erfuhr die magische Kraft des Seins und Handelns im gegenwärtigen Augenblick.

Mich begeistert allein schon der Gedanke, dass ich mit jedem Atemzug, den ich tue, ein neues Jetzt, eine neue Schöpfungsplattform betrete. Wozu beklagen, was ich möglicherweise versäumt habe oder hätte anders machen können, wenn das nächste Jetzt so nahe ist. Fragen Sie sich: »Was bin ich in der Lage, jetzt zu tun?« Und tun Sie es! Jeder Schritt zählt! Lassen Sie sich von meiner Begeisterung anstecken!

Erleben Sie das Jetzt
1. Übung
Nehmen Sie sich eine Minute Zeit, und erleben Sie das »Im-Jetzt-Sein«. Lassen Sie die Gedanken ziehen. Konzentrieren Sie sich ganz bewusst auf Ihren Atem. Spüren Sie, wie er Ihre Nasenspitze berührt und sich seinen Weg in Ihren Körper bahnt. Atmen Sie tief ein und wieder aus. Ein und aus. Ein und aus. Beobachten Sie dabei, was Sie in Ihrem Körper wahrnehmen.

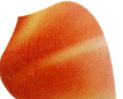

2. Ein neuer Tag

Fast jeden Morgen jogge ich über die Felder. Der Weg ist mir sehr vertraut, laufe ich ihn doch schon seit Jahren. Ich kenne die Häuser, Felder und Pflanzen, weiß, wo ich welche Kräuter finden kann und wie lange ich für die Strecke brauche. Oft begegnen mir dieselben Menschen, Tiere und Düfte. Es ist immer derselbe Weg. Stimmt das?

Nein! Das Licht ist heute anders, die Wolken waren gestern nicht da, die Pfütze hier ist neu, und diesen Pilz unter dem Apfelbaum habe ich auch noch nie gesehen. Wenn ich genauer hinschaue, kann ich jeden Tag eine neue Welt in meiner vertrauten Umgebung entdecken. So wird es mir nie langweilig, und gleichzeitig mache ich die Erfahrung, dass sich alles verändert.

Wozu ist diese Erfahrung nützlich?
Wie oft denke ich, dass sich etwas oder jemand nicht ändert und stagniert. Doch das erscheint mir nur so. Leben ist Veränderung, das Universum verändert sich permanent. Wenn wir Veränderung möchten, ist es sehr nützlich, unseren Blick für die kleinen Veränderungen zu trainieren. Wir haben gelernt, was ein Baum ist oder wie unser Partner ist. Wenn wir uns nur darauf konzentrieren, den Baum oder den Partner »wiederzuerkennen«, dann verlieren wir den Blick für die unglaubliche Fülle an Neuem, die Details und die vielen kleinen Veränderungen. Wir sehen nur den Baum oder den Partner und achten nicht auf das, was heute anders ist. Wenn Sie auf die kleinen Veränderungen achten, dann können Sie die Magie des Jetzt finden. Auch wenn Sie etwas schon tausendmal gesehen haben, wenn *Sie* es wollen, ist es immer wieder neu.

3. Es sind nicht die gleichen Rückenschmerzen

Wir wissen jetzt: Jedes Jetzt ist anders und neu. Das bedeutet auch, dass es nie der gleiche Rückenschmerz, das gleiche Flimmern vor den Augen, der gleiche Kopfschmerz oder die gleiche Angst ist. Es ist immer neu und anders. Sie haben sich seit dem letzten Mal verändert, egal, ob seit dem letzten Kopfweh drei Stunden oder drei Wochen vergangen sind. Seit dem letzten Mal haben sich die Zellen in Ihrem Körper erneuert, Sie haben

10 000 oder mehr Gedanken gedacht, viele Begegnungen erlebt, Informationen ausgetauscht und verarbeitet. Sie sind nicht mehr der gleiche Mensch, der Sie einmal waren. Sie verändern sich mit jedem Atemzug. Meist sind es winzige Veränderungen, kaum wahrnehmbar. Erst wenn wir uns nach längerer Zeit betrachten, merken wir, wie sehr wir uns verändert haben.

Wegen ihrer permanenten Rückenschmerzen hatte Babs vor zwei Monaten mit Yoga begonnen. Schon nach wenigen Einheiten waren ihre Rückenschmerzen verschwunden. Doch seit zwei Wochen sind sie nun wieder zurück. Babs ist enttäuscht, nun haben die ganzen Yogastunden nichts gebracht, die gleichen Schmerzen an der gleichen Stelle sind wieder da.

Irrtum! Es sind andere Rückenschmerzen, auch wenn sie ihr auf den ersten Blick wie die alten Schmerzen erscheinen. Babs ist nicht dieselbe Person wie vor zwei Monaten, sie hat sich verändert. Sie hat keinen Rückfall erlitten, es ist nur eine neue, tiefere Schicht zum Thema an die Oberfläche gekommen. Diese Sichtweise macht Babs Mut, weiter an der Heilung ihres Rückens zu arbeiten.

Was sind Erinnerungen?

Wir alle sind aus Erinnerungen entstanden. Die Eizelle Ihrer Mutter und die Samenzelle Ihres Vaters brachten ihre Erinnerungen in Ihre Zeugung ein. Erinnerungen an Erlebnisse, Krankheiten, Gefühle und Anschauungen, die im Erinnerungspool Ihrer Familie gespeichert sind. Diese Erinnerungen sind Ihr genetisches Gedächtnis, dieses ist in jeder Ihrer Zellen verankert. Aus dieser Fülle an Erinnerungen haben Sie die genetischen Muster ausgewählt, die für Ihr Leben und Ihre Weiterentwicklung nötig sind. Mit jeder Veränderung ändern Sie auch Ihr genetisches Muster.

All Ihre Lebenserfahrungen werden als winzig kleine Bewegungsmuster in Ihrem Körper aufbewahrt. Ihr Körper speichert sie an der Stelle, die im Moment des Erlebens energetisiert war. Es braucht lediglich einen bestimmten Reiz, und Ihr Körper öffnet die Erinnerungen. Aus ihnen entsteht sofort ein

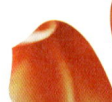

mentales, emotionales oder körperliches Verhalten. Stress oder Anspannung können das Öffnen der Erinnerungen blockieren. Bei Massagen oder Entspannungsübungen kann es passieren, dass wir plötzlich zu weinen beginnen oder scheinbar grundlos traurig sind. Der Grund dafür sind die Erinnerungen, die durch Entspannung und das Berühren der Körperstelle, an der sie gespeichert waren, zum Vorschein gekommen sind.

Ihr Körper unterscheidet nicht zwischen Vergangenheit, Gegenwart und Zukunft. Für ihn gibt es nur die Gegenwart. Wenn Sie jemandem von einem gemeinsamen Erlebnis erzählen, löst es bei Ihnen und beim anderen jetzt körperliche und emotionale Reaktionen aus. Wie intensiv die Reaktionen sind, hängt davon ab, wie intensiv und deutlich Sie die Erinnerung abrufen können.

Eine positive Erinnerung kann dafür sorgen, dass unser Körper Endorphine produziert, eine unangenehme Erinnerung kann hingegen Toxine hervorrufen. Je länger Sie sich mit einer Erinnerung befassen, desto stärker ist ihre Wirkung auf Sie.

Sonja nutzt die Erinnerung an ihre liebevolle und fürsorgliche Oma in den Momenten, in denen sie sich selber nicht leiden kann oder sich ungeliebt fühlt. Hingegen belastet sie die Erinnerung an die 3. Klasse immer dann, wenn sie in Besprechungen etwas ausführlich erläutern soll. Ihre Mitschüler hatten sie damals ausgelacht, als sie einen Aufsatz über ein besonderes Erlebnis vorgelesen hat. Sonja hat dieses Gewohnheitsmuster der Unsicherheit beibehalten. Doch sie kann es jetzt, vor oder in der nächsten Besprechung stoppen, indem sie ihre Reaktion auf diese Erfahrung ändert. Sie kann sich z. B. vorstellen, sie hätte damals mitgelacht, und sich darüber freuen, dass sie ihre Mitschüler zum Lachen gebracht hat.

Ihr Körper tut alles aufgrund von Erinnerungen. Erinnerungen sind unverzichtbar. Durch die Fähigkeit des Erinnerns können Sie sprechen und sich bewegen, und auch Ihre Gewohnheiten und Routinen prägen sich dadurch. Erinnerungen sind Energiemuster mit vielen Schichten. Es macht wenig

Sinn, die erste Erinnerung zu suchen, die ein Problem verursacht hat. Es gibt in der Regel nicht die eine Erinnerung. Erinnerungen führen kein isoliertes Dasein, sie sind miteinander vernetzt. Beginnen Sie bei dem, was Sie gerade stört, lösen Sie diese Schicht auf, und machen Sie bei Bedarf bei der nächsten Schicht weiter, bis die Selbstheilungskräfte von alleine wirken.

Der Grund, warum ich vor zwei Jahren das dringende Bedürfnis spürte, schneller ins Wasser zu gehen, war, dass ich einige Monate zuvor den Entschluss gefasst hatte, meine Entscheidungen sicher und schnell zu treffen und nicht mehr lange zu überlegen. So war es nur logisch, eine Gewohnheit, die mir dabei im Weg stand, Entscheidungen noch schneller zu treffen, aufzulösen. Die Änderung dieser Gewohnheit ist Teil eines mehrdimensionalen Heilungsprozesses.

Ihr Körper nutzt jede Chance, sich noch wohler zu fühlen. Wertschätzen Sie die kleinen Gewohnheitsänderungen, sie haben aufgrund ihrer weitreichenden Vernetzung oftmals eine enorme Wirkung!

Unser Körper ist ständig in Veränderung, er ersetzt immer wieder alte Zellen durch neue. Rein rechnerisch sind wir alle sieben Jahre ein neuer Mensch. Dennoch trägt unser Körper sichtbare Spuren von kleinen und großen Unfällen und Verletzungen. Warum? Es ist die Erinnerung, die kraftvoll wie ein Virus die Zellerneuerung behindert. Sie spielen neuen Zellen die alten Problemfilme vor. Ändern Sie die Filme, dann ändern sich auch die Erinnerungen.

Während eines Skiurlaubs in den Bergen stürzte Alexandra mit ihrem Snowboard und brach sich das Handgelenk. Detailliert hat sie Ärzten, Physiotherapeuten, Freuden, Bekannten und Kollegen von ihrem Unfall erzählt. Immer wieder lief der Film ihres Sturzes vor ihren Augen ab. Jedes Mal, wenn sie seitdem beim Snowboarden war, tauchte die Erinnerung an den Sturz auf. Jede Aktivierung dieser Erinnerung blockierte die Selbstheilungskräfte, den Heilungsvorgang und trug dazu bei, dass seelische und körperliche Narben blieben.

Aus diesem Grund habe ich mir in Behandlungen angewöhnt, nicht mehr tief in den Unfallhergang einzusteigen, sondern herauszufinden, was sich seither schon Positives getan hat, und diesen Heilprozess zu verstärken.

Unterscheiden Sie zwischen Erinnerungen und Erfahrungen?

Eine Erinnerung ist nützlich, wenn sie ein Wohlgefühl in Ihnen hervorruft, wie eine Erinnerung an ein lustiges Erlebnis oder an ein Schlaflied aus Ihrer Kindheit. Eine schlechte Erinnerung ist ein Gefühls- und Verhaltensmuster, das durch eine unangenehme Erfahrung entstanden ist. Es ist nicht die Erfahrung selbst. 100 Menschen können dieselbe Erfahrung machen, und jeder wird eine andere Erinnerung daran haben. Erinnerungen können Sie ändern, Erfahrungen nicht. Ein Autounfall beispielsweise ist eine Erfahrung. Die Erinnerung sind die Geräusche, der Aufprall, die Schmerzen, die Spannung im Kopf, Ihre Wut auf den, der Ihnen hinten drauf gefahren ist und Ihre Angst, dass Ihren Mitfahrern etwas passiert sein könnte.

Serge Kahili King sagt über Erinnerungen: »Du speicherst Erinnerungen über Erfahrungen und kannst sie immer wieder abrufen. Deine Erinnerungen sind deine Aufzeichnungen über Erfahrungen. Erinnerungen sind nicht wie Bücher, die sich nicht ändern, sie sind nicht starr. Deine Erinnerungen sind wie Filme, die sich verschlechtern, verbessern, leiser oder lauter werden, mit Zusatzeffekten versehen werden, in neuer Version aufgelegt werden und gelöscht werden können. Erinnerungen sind dynamisch und ändern sich immer dann, wenn du anders mit damit verknüpften Themen umgehst.«

Bei Ike haben Sie bereits erfahren: Wenn Sie Ihre Einstellung zu etwas verändern, verändern Sie Ihr zukünftiges Erleben. Doch es geht noch weiter, Sie ändern auch die damit verbundenen Erinnerungen.

Das bedeutet, Sie können bewusst Erinnerungen neu auflegen, Sie überarbeiten sie gewissermaßen. Sie können sich einen anderen Ablauf vorstellen, etwas dazu erfinden, die Umgebung, Kleidung und Ausstattung verändern. Damit verändern Sie, welche körperlichen und emotionalen Auswirkungen die Erinnerung auf Sie hat.

Karma

Karma bedeutet übersetzt »Tat«. Es hat entgegen der weitläufigen Meinung nichts mit Schuld, Bestrafung oder Belohnung zu tun. Karma bezeichnet lediglich das Gesetz von Aktion und Reaktion. Karma wirkt nur in diesem Augenblick. Wenn ich Angst vor einer Prüfung habe und mir übel wird, dann ist das Aktion und Reaktion. Wenn ich ständig kritisiere und mich die Menschen deshalb meiden, ist das Aktion und Reaktion.

In unserer Gesellschaft wird der Vergangenheit große Macht zugeschrieben. Wir haben gelernt, die Vergangenheit für unser Leben verantwortlich zu machen. Suchen Sie nicht lange nach dem Ursprung Ihres Problems, nutzen Sie lieber die Zeit, um jetzt Veränderungen einzuleiten.

Wenn etwas nicht richtig funktioniert, dann beginnen Sie jetzt, es zu ändern. Wenn Ihre Uhr nicht mehr geht, dann kaufen Sie doch auch schnell eine neue und denken nicht tagelang darüber nach, warum sie stehen geblieben ist. Karma entsteht in diesem Augenblick. Und in jedem Augenblick können Sie Ihr Karma dadurch ändern, dass Sie anders entscheiden als bisher.

Übungen

1. Was ist der nächste bzw. kleinste Schritt, den Sie jetzt machen können, um näher an Ihr angestrebtes Ziel zu gelangen?
2. Nehmen Sie sich drei Minuten Zeit, und beobachten Sie Ihre Gedanken. Sortieren Sie sie so, wie sie auftauchen, in die Kategorien Vergangenheit, Gegenwart, Zukunft. Alles, was nicht mit Ihrer unmittelbaren Gegenwart, nämlich diesen drei Minuten zu tun hat, sind Gedanken, die nicht zur Gegenwart gehören.

Präsent sein

Sie sind präsent, wenn Sie körperlich, emotional und gedanklich an dem, was Sie gerade tun oder was gerade vor sich geht, beteiligt sind. Und: Sie sind umso präsenter, je mehr Sie mit dem Erfahren dessen, was gerade vor sich geht, als mit dem Denken beschäftigt sind. Präsenz meint, sich bewusst zu sein, was Sie gerade tun oder beobachten. Bei Routineaufgaben sind wir oft weniger präsent, weil sie nicht viel Aufmerksamkeit binden. Sie können Ihre Wohnung saugen und gleichzeitig mit Ihren Gedanken überall sein. Wenn Sie etwas tun, was permanente Aufmerksamkeit und Entscheidungen erfordert, wie z. B. eine belastende Erinnerung zu heilen, eine Felswand hinaufzuklettern oder Ihren Fokus neu auszurichten, dann sind Sie sehr präsent. Denn nur so werden Ihre Bemühungen von Erfolg gekrönt sein. Je präsenter Sie sind, desto mehr Energie und Einfluss haben Sie.

Physische Präsenz

Wenn Sie mit Ihrer Aufmerksamkeit ganz in der Gegenwart sind, können Sie körperlich mehr leisten und strengen sich dabei deutlicher weniger an. Sie können besser sehen, hören, riechen und sich schneller erholen. Deshalb wird eine kurze, einfache Übung mit hoher Präsenz mehr bewirken als eine lange Übungsreihe mit schwankender Präsenz.

Emotionale Präsenz

Wenn Sie emotional im Jetzt sind, d. h. wenn Sie nur von dem Gefühl dieses Augenblicks getragen werden, dann werden Sie tiefe Ruhe und Entspannung in sich wahrnehmen. Das hilft Ihnen, Ihr Charisma zu verstärken. Unser Jetzt ist sehr oft mit angenehmen Gefühlen verbunden. Wenn Sie nicht gerade von einem wilden Tiger gejagt werden oder frei über einem Abgrund schweben, dann ist das Jetzt eine angenehme Erfahrung. Was Ihr Jetzt beeinträchtigt, sind Erinnerungen an unangenehme Erfahrungen, die mit Angst oder Wut verbunden sind und in Ihren Gedanken ihr Unwesen treiben. Diese Erinnerungen trüben Ihre Gegenwart wie ein Nebelschleier, der sich vor die Sonne schiebt.

Renate sitzt glücklich und entspannt im Strandkorb und beobachtet den Wellengang des Meeres. Eine ältere Dame tritt in ihr Blickfeld. Die Frau erinnert sie an ihre Mutter. Das aktiviert Erinnerungen an deren schlechten Gesundheitszustand und daran, dass nach dem Urlaub eine Auseinandersetzung mit den Geschwistern ansteht, um zu klären, wie es mit der Pflege der Mutter weitergehen soll. Wenn Renate ganz im Jetzt bleibt, spürt sie allein das Glücksgefühl, am Meer zu sein. Sobald sie der Erinnerung an ihre Mutter Raum gibt, bestimmen die Sorgen der Vergangenheit und die möglichen zukünftigen Konsequenzen ihre Gegenwart. Bliebe Renate nur im Jetzt, könnte sie einfach ihr Glücklichsein im gegenwärtigen Moment genießen.

Mentale Präsenz

Mental präsent zu sein, bedeutet, sich selbst, seine Mitmenschen und seine Umgebung mit allen Sinnen wahrzunehmen und gedanklich ganz bei dem zu sein, was wir tun und erleben. Probieren Sie die folgende Übung aus:

Übung

Der einfachste Weg, präsenter zu sein, ist, die Dinge in Ihrer Umgebung bewusst wahrzunehmen, die Geräusche zu hören und die Dinge zu berühren. Ein anderer Weg ist, *die* Dinge in Ihrer unmittelbaren Umgebung wahrzunehmen und wertzuschätzen, die gut, nützlich, wertvoll, hilfreich oder einfach schön anzusehen sind. Sie können Ihre Wertschätzung mit Worten, Gefühlen oder Gedanken ausdrücken.

Spüren Sie den entspannenden Effekt dieser Übung. Menschen, die diese Übung spannend und anregend finden, haben die Magie des Im-Jetzt-Seins entdeckt. Ich habe entdeckt, dass diese Übung Anspannung löst, mich stärkt und meine Konzentration verbessert.

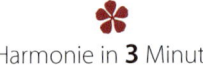

Welche Vorteile hat es, im Jetzt zu sein?

Der gegenwärtige Augenblick ist ein magischer Punkt, der zu 99 % aus Frieden und Heilung besteht. Das Jetzt ist eine unglaublich starke Kraftquelle, die jedem zur Verfügung steht. Machen Sie sich diese Kraftquelle zunutze!

* Je präsenter Sie sind, desto mehr entspannt sich Ihr Körper.
* Je präsenter Sie sind, desto bewusster sind Sie sich Ihrer selbst, Ihrer Umgebung und der Menschen in Ihrer Umgebung.
* Je präsenter Sie sind, desto mehr werden Sie von anderen wahrgenommen.
* Je präsenter Sie sind, desto mehr Energie haben Sie.
* Je präsenter Sie sind, desto mehr Einfluss haben Sie.
* Je präsenter Sie sind, desto mehr Vertrauen haben Sie. Je mehr Sie sich vertrauen, desto müheloser können Sie Ihre Fähigkeiten und kreativen Ideen abrufen.
* Je präsenter Sie sind, desto effektiver sind Sie in allem, was Sie tun.

Praktische Umsetzung

1. Verändern Sie Ihre Erinnerungen

Erinnerungen verändern heißt, die mit der Erinnerung verbundenen Gedanken und Gefühle zu ändern, Sie schreiben das emotionale Drehbuch um. Das Ereignis als solches können Sie nicht ändern, denn es ist geschehen. Was Sie ändern, ist Ihre Erinnerung daran, was geschehen ist und wie es Sie emotional beeinflusst. Wenn es Ihnen gelingt, die Erinnerung erfolgreich zu verändern, dann hat sie weniger Einfluss auf Sie. Aus einer belastenden Erinnerung wird eine neutrale Erinnerung. Damit lösen sich Spannungen im Körper, und Energie wird zum Fließen gebracht. Das hat eine enorme Wirkung auf Ihre Selbstheilungskräfte und Ihr zukünftiges Verhalten.

Rufen Sie sich ein unglückliches oder belastendes Ereignis ins Gedächtnis. Spüren Sie, wo im Körper Sie die Belastung wahrnehmen. Wandeln Sie dann die äußeren Umstände ab. Sie können das Geschehen an einen anderen Ort verlegen, Ihre Kleidung und Frisur ändern, andere Geräusche hinzufügen und das Geschehen mit lustigen Begebenheiten oder Personen anreichern. Prüfen Sie im Anschluss, was sich in Ihrem Körper positiv verändert hat.

Achim war auf dem Weg zur Arbeit in einen Auffahrunfall verwickelt. Er rief mich nach dem Unfall von zu Hause aus an. Er war wütend auf seinen Hintermann, der, statt sich zu entschuldigen, auf ihn eingeschimpft und ihm keine Unterstützung angeboten hat. Achim erzählte, so langsam realisiere er das Geschehen, friere und spüre Schmerzen im Rückenbereich. Er habe Angst vor einem Schleudertrauma, denn dann würde er seinen geplanten Skiurlaub absagen müssen.

Ich lud Achim ein, in Gedanken zum Unfallgeschehen zurückzugehen, das Geschehen an einen Ort zu verlegen, an dem er sich wohlfühlt, Musik im Auto spielen zu lassen, die er gerne hört, und sich vorzustellen, dass sein Auto rundherum mit einer dicken rosa Schicht aus Watte gepolstert sei. Dann sollte er sein Outfit ändern, in seine Skiklamotten schlüpfen, seinen Helm aufsetzten und den Unfallverursacher in ein Clownkostüm stecken. Achim fing plötzlich an zu lachen. Das ist immer das Zeichen dafür, dass sich der Stress der Erinnerung auflöst und die Methode ihre Wirkung zeigt. Drei Tage später stand Achim strahlend auf der Skipiste, von Unfallfolgen keine Spur.

Ria wurde als kleines Mädchen jahrelang von ihrem älteren Bruder missbraucht. Ihre Mutter hat nie ein Wort darüber verloren oder eingegriffen. In der Pubertät machte sie die gleiche Erfahrung mit ihrem Vater. Heute als Frau im reifen Alter plagen sie immer noch die Erinnerungen an diese Zeit. Permanent hat Ria das Gefühl, einen Knoten im Bauch zu haben.

Ria träumt ihre Erinnerungen mit meiner Hilfe um. Sie lässt eine Erinnerung mit ihrem Bruder aufleben und gestaltet sie so, als hätte ihre Mutter eingegriffen. Ria stellt sich mit allen Sinnen vor, wie die Mutter ihren Bruder in die Schranken weist. Ein Gefühl der Erleichterung macht sich danach zaghaft in ihr breit. Gestärkt von diesem Erlebnis traut sich Ria nun zu, die gleiche Ausgangssituation selber zu lösen. Sie stellt sich vor, wie sie selbstbewusst und in voller Lautstärke ihren Bruder anbrüllt und ihm ein für alle mal klarmacht, dass er keine Macht über sie hat. Diese neue Erinnerung löst ein Gefühl von Freude und Leichtigkeit bei Ria aus.

Danach arbeiten wir in der gleichen Weise an einer Situation mit ihrem Vater. Ich fordere Ria auf, eine mit ihm verbundene Erinnerung aufleben zu lassen. Ria öffnet sehr schnell wieder die Augen und teilt mir teils überrascht und teils ganz selbstverständlich mit, dass es keine Erinnerung mehr gäbe, in der eine Berührung ihres Vaters stattfinde. Die Heilarbeit mit Ria ist ein schönes Beispiel dafür, wie sich die Heilung einer Erinnerung positiv auf andere Erinnerungen auswirken kann.

2. Segnen Sie diesen Moment

Im Jetzt sein heißt, den Moment und damit das Leben, so, wie es gerade ist, anzunehmen. Wir können uns beschweren, doch die Welt bleibt wie sie ist. Natürlich träumen wir davon, dass alles perfekt ist, doch sollen wir unglücklich sein, wenn es nicht so ist?

Im Jetzt sein heißt, den Moment zu segnen, für was auch immer er gerade steht. Es mag nicht Ihr bester Moment sein, aber dennoch segnen Sie ihn als den Moment, den es gerade gibt. Damit tauchen Sie sofort in den gegenwärtigen Moment ein. Sie sind in Harmonie mit diesem Moment und öffnen sich für die verborgenen Schätze, die er für Sie bereithält. Es ist viel leichter, aus einer harmonischen Grundstimmung heraus aktiv zu werden. Fragen Sie sich dann, was der nächste, mögliche Schritt sein könnte, um Ihrem Ziel näherzukommen. Und dann machen Sie diesen Schritt.

3. Lenken Sie die Energie

Manawa ist auch das kontinuierliche und beharrliche Lenken von Energie. Wenn Sie neue Denk- oder Verhaltensgewohnheiten geschaffen haben, ist es wichtig, sie aufrechtzuerhalten. Die neuen Gewohnheiten können Sie mit Büchern, Vorträgen, symbolischen Bildern, Objekten, Ritualen, Zitaten oder dem Umgang mit Menschen, die die erwünschten Qualitäten haben, verstärken. Ihre Entscheidungen sind der Same, und jedes Mal, wenn Sie die neue Gewohnheit bestätigen, geben Sie diesem Samen Wasser und Dünger. Der Same allein macht nicht die Pflanze, es ist der Wille, zu wachsen und sich zu entfalten, der die Pflanze entstehen lässt.

Entscheidend ist, dass Sie auch Ihren Körper an Ihren Zielen beteiligen. Das können Sie durch Bilder und Vorstellungen tun, die Sie mit Gefühlen und allen Sinne erleben. Wissen, das intellektuell bleibt, erreicht Ihren Körper nicht. Visualisieren und imaginieren Sie die Vorteile Ihres neuen Verhaltens oder Denkens, und Ihr Körper wird Sie unterstützen!

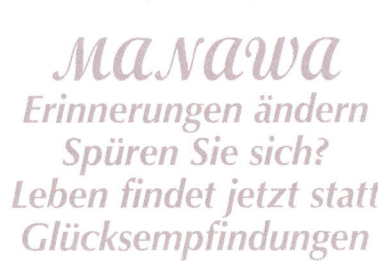

MANAWA
Erinnerungen ändern
Spüren Sie sich?
Leben findet jetzt statt
Glücksempfindungen

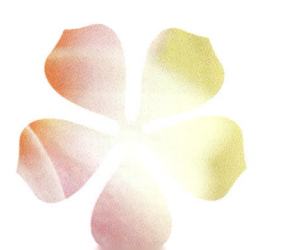

5. Prinzip: ALOHA – Lieben ist glücklich sein, lachen und loben

Die Geschichte von der Beziehungskrise

Mona und ihr Freund sind seit anderthalb Jahren ein Paar und wohnen seit einem Jahr zusammen. Mona träumt von einem Partner, der für sie da ist, ihr zuhört, sie versteht und ihr Sicherheit gibt. Für ihren Freund ist die perfekte Partnerin genauso sportbegeistert wie er.

Seit einigen Wochen steckt die Beziehung in der Krise. Das liebevolle Miteinander und Aufeinandereingehen wandelt sich immer mehr in gegenseitige Vorwürfe und Schuldzuweisungen. An manchen Tagen schweigen sie sich an oder ignorieren sich. Gemeinsame Unternehmungen werden immer seltener. Selbst wenn sie zusammen Sport treiben, wird früher oder später gestritten.

Aus Sicht ihres Freundes ist Mona zu ängstlich und glaubt zu wenig an sich. Mona hat sich jahrelang angepasst und keine Lust mehr, dass andere ihr sagen, wie sie was zu tun hat. Wenn Mona ihren Freund fragt, was los sei, antwortet er entweder, dass er Stress bei der Arbeit habe, oder er reagiert genervt und will seine Ruhe. Mona hat ihn des Öfteren gefragt, ob er überhaupt an der Beziehung festhalten wolle, was er jedes Mal bejaht hat.

Mona will jetzt Klarheit und ein konstruktives Gespräch. Die Spannung in der Beziehung zerrt an ihren Nerven, sie weint bei jeder Kleinigkeit und freut sich immer weniger darauf, nach Hause zu kommen.

Huna-Sichtweise:

❋ **Die Basis einer Beziehung ist Liebe und das Akzeptieren des Partners in seinem Anderssein.**

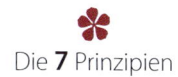

* Kritik schwächt jede Beziehung. Je länger sie anhält, desto stärker ist ihre Wirkung.
* Je schwächer das eigene Selbstwertgefühl ist und je mehr wir gelernt haben, dem Lob anderer eine große Bedeutung zu geben, desto mehr sind wir von Lob und Wertschätzungen anderer abhängig.
* Erfahren wir keine Wertschätzung mehr, fühlen wir uns isoliert, und unser Selbstwertgefühl sinkt enorm.
* Feste Vorstellungen, wie der Partner zu sein hat, sind wie Schablonen. Sie behindern die freie Entwicklung der Partnerschaft und bieten wenig Spielraum für neue Lösungen.
* Kritik entsteht, wenn wir glauben, Forderungen des anderen nicht erfüllen zu können. Wir reagieren oft mit Gegenforderungen und finden keinen Ausweg aus dieser Spirale aus Kritik und Gegenkritik.

Lösungsidee:

Ich schlage Mona vor, mehrmals täglich mit Aloha zu arbeiten, um ihre Beziehung zu stärken und den Energiefluss zu aktivieren. Mona lobt laut oder in Gedanken, alles Gute und Positive an ihrem Freund und an ihrer Beziehung. Sie konzentriert sich auf das, was sie verstärken will (Makia) und schenkt den Fehlern und Unzulänglichkeiten keine Aufmerksamkeit. Ich rate ihr, das zwei Wochen lang zu tun und danach eine erste Bilanz zu ziehen, was sich verändern hat.

Zwei Wochen später schreibt mir Mona: »Es ist der Wahnsinn, was sich gleich verändert hat. Mein Freund hilft wieder im Haushalt mit. Gestern hat er gekocht und sogar Kerzen zum Essen angezündet. Ich hatte richtig Hunger, als ich von der Spätschicht kam, und wir haben gemütlich zusammen zu Abend gegessen. Mein Freund öffnet sich hin und wieder und zeigt auch wieder Gefühle. Wir konnten über einige Situationen der Vergangenheit sprechen. Ich habe wieder Hoffnung, dass wir das hinkriegen. Soll ich mit dem Loben weitermachen?« »Ja, unbedingt! Und lobe auch dich selbst für das, was du alles gut machst!«

ALOHA – Lieben ist glücklich sein, lachen und loben

Aloha lädt Sie ein, zu lieben, zu lachen und zu loben. Es geht darum, die Liebe zum Leben zu verstärken. Aloha ist Ausdruck für eine Lebensweise, in der Liebe, Akzeptanz, Dankbarkeit, Mitgefühl und Verbundenheit die grundlegenden Elemente sind. Sie müssen mit einem Menschen nicht in allen Dingen übereinstimmen, ihn als Person auch nicht sympathisch finden, jedoch ihn als Mensch akzeptieren und sein Anderssein achten. Das bringt Harmonie und fördert den natürlichen Fluss von Liebe und Heilung in Beziehungen jeglicher Art.

In dem Maße, in dem wir uns selbst, was wir tun und erfahren lieben, ist es möglich, unser Leben positiv zu verändern. Denn die Liebe in ihrer reinen Form ist die mächtigste Kraft im Universum. Leben ist Lieben, und Lieben ist Glücklichsein.

Glück braucht keine Bedingungen. Sie können sich jetzt entscheiden, glücklich zu sein. Sie brauchen nicht zu warten, bis Sie Ihren Traumpartner finden, 5 kg abgenommen haben, es Sommer ist oder Sie mehr Gehalt bekommen. Glücklich zu sein ist eine bewusste Entscheidung dafür, es jetzt zu sein.

Sie sind in der Unglücklichsein-Falle gefangen, wenn Sie Ihr Glücklichsein vom Verhalten anderer Leute und äußeren Bedingungen abhängig machen. Sie beeinflussen dann Ihr Glücklichsein. Sie können trainieren, sich glücklich zu fühlen, unabhängig von Menschen, Orten oder Ereignissen. Das ist nicht ganz leicht, doch es ist möglich, sich diese Unabhängigkeit zu schenken. Beobachten Sie sich, und Sie werden überrascht sein, in welchem Maße Ihr Glücklichsein von vielen kleinen Dingen abhängt, wie vom Regenwetter, der Stimmung anderer Menschen, davon, ob der Bus pünktlich kommt, von Geräuschen, vom Budget, davon, ob Ihr Auto anspringt und wie oft Sie bei der Arbeit gestört werden. Es ist ein weiter Weg, bis Sie Ihre Unabhängigkeit erreicht haben. Jeder winzig kleine Schritt aus der Falle vermehrt die Liebe in Ihnen und in Ihrem Leben. Das macht den Weg so lohnend.

Ich will mir die Freiheit zum Glücklichsein ganz schenken, Sie auch?

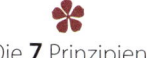

Vor vielen Jahren las ich ein Buch, darin wurde vorgeschlagen, einfach einen Tag lang zu entscheiden, glücklich zu sein. Ich dachte: »Das ist leicht, das probiere ich aus.« Nach einer Stunde ohne besondere Vorkommnisse wurde ich auf die Probe gestellt. Das Wasser wurde ohne Ankündigung abgestellt, die Rechnung meiner Autoreparatur fiel höher aus als erwartet, aufgrund von Regen fiel ein Grillfest ins Wasser, und mein Bruder lag krank im Bett und konnte mir mit meinem Computerproblem nicht helfen. Je mehr sich ereignete, desto verbissener wollte ich an meinem Vorsatz, heute glücklich zu sein, festhalten. Die Verbissenheit überdeckte das Glücksgefühl immer mehr. Im Laufe des Tages konnte ich mich dann mit dem Gedanken anfreunden, dass der erste Versuch nicht perfekt sein musste.

Was habe ich im Rückblick aus diesem Tag gelernt?
1. Was sich so leicht anhört, ist oft schwerer als gedacht. Aus der Sicht von Aloha ist es mir in verschiedenen Fällen gelungen, mich aus der Unglücklichsein-Falle zu befreien. Das behalte ich im Fokus und baue darauf auf.

2. Ich mache nicht mehr das Außen verantwortlich, wenn ich mich unglücklich fühle. Ich habe erkannt, dass meine Reaktionen auf etwas erlernte Reaktionen sind. Ich kann umlernen. Selbst wenn ich lange im unangenehmen Ereignis verweile, löst es sich deswegen nicht auf. Ich kann meine Aufmerksamkeit absichtlich verlagern, z.B. zu schönen Erinnerungen oder angenehmen Dingen im Jetzt, mich mit anderen mitfreuen oder anderen Glück wünschen. Am Anfang hat es sich komisch angefühlt, die Aufmerksamkeit abzuwenden, doch mit der Zeit wurde es immer selbstverständlicher für mich.

3. Ich bin nicht mehr so verbissen. Es gibt Tage, da »genieße« ich es einmal, für kurze Zeit unglücklich zu sein, mich richtig zu bedauern oder mich zu ärgern. Ich lasse es zu, und meistens lösen sich diese Gefühle von allein wieder auf.

4. Egal, wie weit mein Weg noch ist, ich gehe ihn. Glücklicher sein bedeutet, mehr Gesundheit, bessere Beziehungen und mehr Möglichkeiten, andere anzustecken, ebenfalls glücklicher zu sein.

Was bedeutet Aloha?

Aloha hat viele Bedeutungen. Es ist mehr als nur »Hallo« zu sagen. Jemanden mit Aloha zu begrüßen bedeutet, diesen Menschen mit meiner Liebe zu segnen.

Aloha steht für das freudige (oha) miteinander Teilen (alo) des Lebens (ha). »Unsere Herzen singen zusammen« ist für mich eine wunderbare Metapher dafür, denn sie bedeutet, dass wir leben, um gemeinsam eine Melodie voller Freude und Liebe zu komponieren. Liebe ist immer da, sie ist eine unendliche Quelle. So muss ich nicht um Liebe buhlen, sie mir verdienen oder mich auf eine bestimmte Weise verhalten. Sie entsteht und ist, je mehr sich Menschen ohne Angst begegnen.

Wenn wir uns auf diese Liebe ausrichten, dann kommen wir in Kontakt mit der göttlichen Kraft, die die Hawaiianer »Mana« nennen. In dieser Kraft steckt das Geheimnis, um wirkliche Gesundheit, Glück, Wohlergehen und Erfolg zu erlangen. Stimmen Sie sich auf diese Kraft ein, und arbeiten Sie damit! Es ist einfach, und es funktioniert.

Aloha heißt, Freude als Lebensweise zu betrachten und nicht als kurze Belohnung. Jeder Moment der Freude hat einen starken Einfluss auf Ihr Immunsystem und Ihre Gesundheit. Aloha bedeutet, mit der Welt in Harmonie zu sein, Menschen, Situationen und Umstände anzunehmen, wie sie sind, und den Fokus auf das Gute zu richten. Ihre Liebe kann in dem Maße fließen, wie Sie mit einem Menschen, einer Situation oder einem Umstand glücklich sind.

Nicht ändern wollen, sondern das Gute in etwas oder jemandem zu lieben und es zu verstärken, indem ich mich darauf konzentriere – das heißt, Aloha zu leben. Aloha lädt Sie ein, das Schöne und Gute wahrzunehmen. Natürlich ereignen sich schlechte Dinge, doch wenn Sie genau hinschauen, werden Sie erkennen, dass die guten Dinge überwiegen. Wenn das Gute für Sie bedeutsamer wird, dann sind Sie auf dem besten Weg, sich Heilung für Körper und Geist zu schenken.

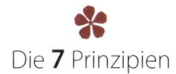

Als meine Mutter an Krebs erkrankte, ging es darum, sie in ihrem Kranksein zu lieben und zu akzeptieren. Ich hatte aus der jahrelangen Krankheit meines Vaters gelernt, dass es der falsche Weg ist, damit zu hadern, andere dafür verantwortlich zu machen und der Situation aus dem Weg zu gehen. Es gelang mir gut, mich auf das Gute auszurichten, dankbar zu sein für die tiefen Gespräche mit meiner Mutter, die versöhnlichen Momente, die hilfsbereiten Freunde und Helfer, den Austausch mit meinen Brüdern und die Erfahrung der Sterbebegleitung. So konnte Liebe fließen und sich verstärken, anstatt dass Verzweiflung und Angst im Vordergrund standen.

Glücklich sein heißt dankbar sein für das Geschenk, in dieser wundervollen, chaotischen Welt zu leben. Die Kraft der Liebe ist der größte aller Heiler. Sie fördert Humor und Toleranz, bringt Leichtigkeit und Lachen. Zugleich sind Leiden und Traurigkeit nichts, was es zu vermeiden gilt, sie gehören zum Leben dazu. Freude entsteht durch das Hiersein und das Teilen aller Aspekte des Lebens. Menschen, die von einer schweren Krankheit genesen sind, haben es auf einzigartige Weise geschafft, mehr Freude im Leben zu finden und sind zumeist fähig, diese Freude mit anderen zu teilen.

Achten Sie einmal darauf, wie sehr sich die Atmosphäre in einem Raum ändert, wenn jemand lacht oder von etwas Gutem erzählt, das er erlebt hat. Im Normalfall hat das auf alle anderen den Effekt, dass sich die Gesichter erhellen und sich bei jedem gute Gefühle und Reaktionen einstellen. So verstärkt ein einziges gutes Erlebnis, die Freude und Energie einer ganzen Gruppe. So einfach kann Aloha sein.

Die alten Hawaiianer haben es so ausgedrückt: *»He punawai, kahe wale ke Aloha«:* Liebe ist eine Quelle, die frei fließt. Sie ist grenzenlos und für jeden zugänglich.

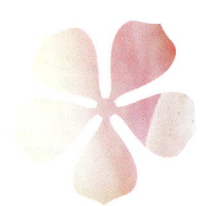

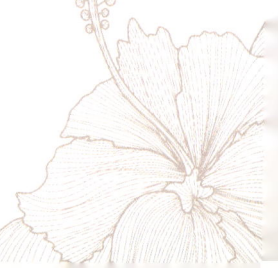

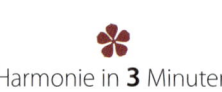

Was bedeutet Liebe?

»Ich liebe frische Erdbeeren.
Liebend gerne mache ich das für dich.
Tue mir den Gefallen aus Liebe.
Wenn du mich nicht mehr liebst, hat mein Leben keinen Sinn.«

Viele Menschen verwechseln Liebe mit Verlangen. Verlangen bedeutet, dass wir etwas besitzen wollen, während Liebe niemals besitzergreifend oder an Bedingungen geknüpft ist. Wir benutzen das Wort »Liebe« im Zusammenhang mit Menschen, die uns nahestehen. Zu sagen oder zu denken, ich bringe meinem Nachbarn, der Briefträgerin oder meinem Magen Liebe entgegen, wirkt befremdlich. Warum? Weil wir mit Liebe bestimmte Regeln und Umstände verknüpfen und vergessen haben, dass Liebe die verbindende Kraft zwischen allem ist.

Liebe ist nicht verantwortlich für Schlafmangel, Herzklopfen, zittrige Knie, Appetitlosigkeit, Ablehnung und Minderwertigkeitsgefühle. Es sind Wut, Zweifel und Angst, die diese Nebenwirkungen herrufen. Im Grunde ist es ganz einfach: Liebe erzeugt Glücklichsein, und Angst, Wut und Zweifel sind die Ursachen dafür, dass wir uns unglücklich fühlen. Dieser Grundsatz gilt in Bezug auf Menschen, Dinge und Orte.

Die Liebe zu Ihrem Haustier schenkt Ihnen Glück, und Ihre Angst, dass es schwer krank werden könnte, macht Sie unglücklich. Liebe ist immer da, sie ist eine unendliche Quelle. Je weniger Angst, Wut und Zweifel eine Verbindung bestimmen, desto tiefer wird sie und desto mehr Liebe ist spürbar.

Liebe ist ein völlig natürliches Gefühl zwischen allen Menschen und Dingen auf dieser Welt. Schränken Sie es nicht auf Menschen und Dinge ein, die Ihnen sympathisch sind. Erlauben Sie sich die Vorstellung, dass Liebe viel weiter reicht. Liebe ist allumfassend und keineswegs beschränkt auf Partner, Kinder, Freunde. Im Sinne des Aloha liebe ich mein Leben, meine Herausforderungen, den Regen und die Sonne, meinen Nachbarn, den Rosenstock im Garten, meinen Computer und mein Tun. Liebe fließt immer, wenn Glücklichsein vorherrscht.

Liebe ist, die Erfahrung des Lebens zu teilen, gemeinsam mit Freude zu wachsen. Liebe ist etwas, was man tut und nichts, was man empfindet. Lieben bedeutet Heilen, und Heilen bedeutet Lieben. Liebe ist da, wo ich Wachstum und Glück fördere. Wie lange hält so eine Liebe – so lange Sie lieben. Wenn Sie wachsen und sich entwickeln wollen, praktizieren Sie Liebe, und fangen Sie bei sich an.

Liebe existiert zwischen allem. Da das Universum lebendig ist und die Liebe Lebendigkeit gibt, verbindet die Liebe alles im Universum. Dieses Wissen können wir immer nutzen, wenn wir mit jemandem oder etwas in Verbindung gehen wollen.

Hedwig kam mit ihrer acht Jahre alten Tochter Karin zur Behandlung. Karin hatte immer wieder eitrige Mandeln. Zu Hause war Karin mit einer Behandlung einverstanden gewesen, doch jetzt wollte sie nicht einmal mit mir reden. Während Hedwig mit ihr sprach, lobte ich in Gedanken, was mir gerade Schönes an Karin auffiel, ihre angenehme Stimme, ihre wachen braunen Augen, ihren Mut, ihre Haarpracht, ihre filigranen Finger, und schenkte ihr damit meine Liebe. Kurz darauf konnten wir beginnen. Wenn Liebe fließt, baut sich Anspannung ab, und Vertrauen entsteht. Das ist die beste Basis für ein heilsames Miteinander.

Wie können wir einander mehr lieben?

Mit dieser Frage beschäftigen sich die Menschen seit Urzeiten. Religionen geben Regeln dafür vor, und jede Kultur hat ihre eigene Art, Liebe zu leben. Huna bietet als Antwort ein flexibles Konzept: Sie können mehr lieben, indem Sie sich auf Mehr-lieben-Wollen ausrichten und sich das Ziel setzen, etwas oder jemanden mehr zu lieben, als Sie es derzeit tun. Es geht nicht darum, den Zustand bedingungsloser Liebe zu erreichen. Bedingungslose Liebe kann nur existieren, wenn es keine Regeln mehr für menschliches

Verhalten gibt. Mit dem Fokus des Mehr-Lieben-Wollens ermöglichen uns Regeln Erfahrungen und motivieren uns, kreativ und flexibel damit umzugehen. Dazu bewerten und beurteilen wir Menschen und Dinge, teilen sie ein in gut und schlecht, richtig und falsch.

Wenn Sie sich auf »mehr lieben« ausrichten, können Sie weiterhin vergleichen und abwägen, und gleichzeitig sind Sie offen dafür, Einschätzungen und Urteile zu verändern. Dieses Konzept funktioniert und ist in der Theorie einfach. Der Knackpunkt ist, in der Praxis fällt es uns nicht so leicht.

Ein schreiendes Kind im Flugzeug oder einen notorischen Nörgler zu lieben, ist eine Herausforderung. Doch sie ein kleines bisschen mehr zu lieben als vor einer Stunde oder einem Jahr, ist möglich. Statt automatisch zu kritisieren oder den Kopf zu schütteln, versuchen Sie, sich von der Frage leiten zu lassen: »Vergrößert das, was ich gerade tue oder denke, die Liebe zwischen uns?« oder »Welcher Schritt ist mir möglich, um ein bisschen mehr Liebe fließen zu lassen?«

Liebe vergrößert sich, wenn wir etwas zum Wohle eines anderen tun oder zum Wohle eines anderen handeln. Viele Gewohnheiten können wir zu bewussten Handlungen der Liebe umfunktionieren, wie Rechnungen bezahlen, Einkaufen, Atmen, Blumen gießen, Begrüßungen oder Händeschütteln. Hier ein paar Beispiele:

* Ich habe es mir angewöhnt, anderen Menschen bei der Begrüßung meine Hand bewusst in Liebe zu reichen. Ich stelle mir dabei vor, dass sich die Liebe in meiner Handfläche befindet und sie auf den anderen übergeht, wenn sich unsere Handflächen berühren.
* Auf meinen Spaziergängen treffe ich öfters einen jungen Mann, der Müll vom Straßenrand einsammelt, während er mit seinem Hund Gassi geht.
* Zahlreiche Samenbomben werden in Innenstädten zur Verschönerung brachliegender Flächen verteilt.

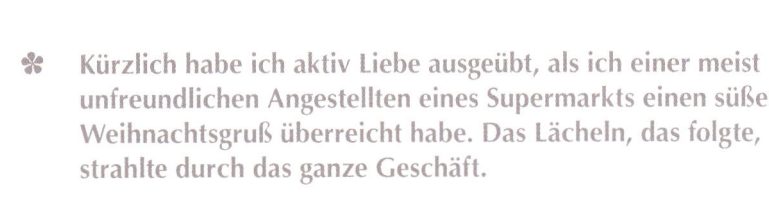

❊ Kürzlich habe ich aktiv Liebe ausgeübt, als ich einer meist unfreundlichen Angestellten eines Supermarkts einen süßen Weihnachtsgruß überreicht habe. Das Lächeln, das folgte, strahlte durch das ganze Geschäft.

Liebe beginnt mit Toleranz und bewegt sich in Richtung Wertschätzung. Wertschätzung entwickelt sich, wenn wir uns angewöhnen, mehr Gutes an einem Menschen wahrzunehmen als Schlechtes, und wenn wir unsere Regeln nicht als starr und allein seligmachend betrachten.

Liebe vergrößern kann auch bedeuten, zu akzeptieren, dass ich mit manchen Menschen zurzeit nicht zurechtkomme. Manchmal ist das liebevollste, was Sie tun können, einem Menschen aus dem Weg zu gehen, statt ihn zu kritisieren. Ebenso kann Schweigen und keine Antwort zu geben heilender sein, als sich zu beschimpfen.

Corinna und Max sind seit vielen Jahren verheiratet. Immer wenn Corinna eine neue Fernsehzeitung durchblättert, markiert sie die Reisereportagen, zeichnet sie auf und schaut sie mit Begeisterung an. Virtuell hat sie schon die ganze Welt bereist. In der Wirklichkeit ist das Auf-Reisen-Gehen mühsam, mit einem Mann, der einfach keine Freude am Reisen findet. Wenn sie verreisen, hat er Heimweh, beschwert sich, weil er keine Notwendigkeit darin sieht, so viel Geld dafür auszugeben, und zählt die Tage, bis der Urlaub beendet ist. Im Urlaub zu Hause blüht er auf, hat Freude am Basteln und Werkeln. Und er nimmt seinen Urlaub am liebsten spontan, wenn schönes Wetter vorhergesagt wird.

Corinnas Reisesehnsucht wird im Laufe der Jahre immer größer. So entscheiden sie und ihr Mann sich, einmal getrennt Urlaub zu machen. Das ist eine gute Erfahrung, die sie fortführen. Sie akzeptieren ihr Andersseins in diesem Bereich und achten nicht darauf, was Freunde und Bekannte sagen. Ihre Wertschätzung füreinander hat sich erweitert, weil sie sich auf das Gute ihrer Beziehung, ihre Flexibilität und ihr Vertrauen zueinander konzentrieren.

Das hat ihre Beziehung entspannt und die Liebe zwischen ihnen vergrößert. Corinna genießt das Gefühl, in dem Wissen zu verreisen, dass ihr Mann ihr die Reise gönnt und sich gleichzeitig auf ihre Rückkehr freut. Max genießt Corinnas Toleranz, wenn er stundenlang im Werkraum verschwindet und sie ihm seinen »Urlaub« gönnt.

Selbstliebe

Selbstliebe bedeutet, mit sich glücklich zu sein, sich so, wie Sie sind, in den Arm zu nehmen, selbst Ihr größter Bewunderer zu sein, gut über sich zu denken und sich bewusst zu sein, dass Sie es wert sind, geliebt zu werden. Sie sind der Liebe wert, einfach aufgrund der Tatsache, dass Sie existieren. Nichts und niemand kann daran etwas ändern.

Akzeptieren Sie sich, indem Sie all Ihre Eigenschaften bewusst anerkennen, im Wissen, dass sie das Material sind, mit dem Sie sich formen können. So können Sie das Gute in sich noch mehr zum Strahlen bringen und das Schlechte verbessern.

Einander zu lieben ist umso leichter, je mehr wir uns selbst lieben. Das heilsamste, was Sie für sich und die Welt tun können, ist, sich auf den Weg zu machen, sich von Tag zu Tag mehr zu lieben. Je voller Ihr Tank mit Ihrer Liebe ist, desto mehr Liebe können Sie verschenken. Je mehr Sie sich selbst lieben können, desto weniger ist Ihr Selbstwertgefühl abhängig von der Meinung anderer. Ihre Selbstachtung steigt, und Sie werden weniger von anderen kritisiert. Ich habe aufgehört, mich mit anderen zu vergleichen. Zum einen, weil wir beim Vergleichen nur verlieren und zum anderen wegen der Frage: Was gibt es zu vergleichen, wenn wir alle Unikate sind?

Erinnern Sie sich an diese Aussage von Serge Kahili King aus dem Kapitel »Kala«: »Es wird immer Menschen geben, die dich lieben aufgrund dessen, was du tust. Es wird solche geben, die dich aufgrund dessen, was du tust, nicht lieben, und es gibt Menschen, die dich lieben, gleich was du tust. Und es gibt welche, die dich nicht lieben, egal, was du tust. Und das wird sich immer wieder ändern.«

Befreien Sie sich aus dieser Falle, indem Sie umso glücklicher sind, je mehr es Ihnen gelingt, die Liebe zu sich zu leben und sich für Fehler und Versäumnisse selber zu vergeben. Oft haben uns die anderen schon längst vergeben, aber wir selber halten uns noch im Käfig der Schuld gefangen. Selbstliebe heißt, seinen Wert anzuerkennen und sich häufig daran zu erinnern, wie wertvoll Sie sind, wirklich häufig!

Klingt das in Ihren Ohren nach Selbstbeweihräucherung? Werden Sie zum Angeber oder Überflieger dadurch? Keineswegs! Unsere Gesellschaft leidet viel mehr an zu geringem als an zu hohem Selbstwertgefühl. Ein gesundes Selbstbewusstsein ist etwas ganz Selbstverständliches und Gesundes. Es entsteht aus Vertrauen und Liebe. Was mich auf meinen Reisen immer wieder erstaunt hat, ist das Selbstbewusstsein, das Menschen naturnaher Kulturen ausstrahlen – ein gesundes Selbstbewusstsein, das nicht von Aussehen, Geld oder Status abhängig ist. Warum sich klein machen, wenn Sie in Wahrheit groß sind? Sie brauchen Ihre Größe nur anzunehmen!

Je stärker Ihre Selbstliebe ist, desto mehr können Sie Ihre Träume und Absichten mit Liebe verwirklichen. Wenn Sie Ihrer Absicht eine Form von Liebe hinzufügen, dann ist das, als ob Sie statt eines Zündholzes ein Feuerwerk entfachen. Liebe intensiviert die Energie. Je größer die Liebe, desto größer der Einfluss. Lieben Sie sich schon genug, um die Geschenke Ihres Lebens anzunehmen?

Ritual zur Stärkung der Selbstliebe:
Abends vor dem Einschlafen loben Sie alles, was Sie an diesem Tag Gutes getan, gedacht, bemerkt und erfahren haben. Jeden Morgen rufen Sie sich Ihre Fähigkeiten, Talente und Potenziale ins Gedächtnis. Beobachten Sie, was sich in Ihnen und im Außen verändert.

Liebevollen Einfluss ausüben

Im Laufe meines Hunastudiums habe ich gelernt, dass bewusste und zielgerichtete Gedanken kraftvoller sind als solche, die ich nur nebenbei denke. Gedanken, die von der inneren Haltung begleitet werden, dass ich Einfluss nehmen kann, sind noch mächtiger. Sie können die Wirksamkeit noch erhöhen, indem Sie sich generell darauf ausrichten, das schon vorhandene Gute zu verstärken.

Das bedeutet, Ihre Gedankenkraft *auf* etwas und nicht *gegen* etwas zu richten. Ihr Körper hat die wunderbare Gewohnheit, sich in Richtung Gesundheit zu bewegen und nicht weg von Krankheit. Deshalb töten Sie nicht die Bakterien in Ihrem Darm, sondern Sie stärken Ihre Darmflora, und Sie kämpfen nicht gegen Ihre Erkältung, sondern Sie unterstützen Ihr Immunsystem. Die Natur des Universums ist Liebe. Das nutzen Sie, indem Sie nicht gegen etwas kämpfen, sondern die guten Ansätze und Samen fördern. Menschen, die ihre mentalen Kräfte im Alltag auf diese Weise einsetzen, haben Einfluss – Einfluss, der liebevoll und effektiv ist!

Während des Schreibens klingelt das Telefon. Meine Freundin Sabine bittet um Unterstützung. Ihr Sohn Philipp sitzt schon seit vier Stunden im Flugzeug auf dem Rollfeld. Der Flieger kann bei dem heftigen Schneefall nicht starten, weil die Enteisung nicht richtig funktioniert. Gemeinsam segnen wir alles Gute, wie die Helfer, die Schneeräumfahrzeuge, die technischen Möglichkeiten und auch alle freien Straßen, Fensterscheiben und geräumten Gehwege. Dann verstärken wir die Kraft des Enteisungsmittels und stellen uns vor, mit der Kraft des Feuers Schnee und Eis aufzutauen. Das tun wir nicht nur für Philipp, sondern für alle Menschen, die irgendwie feststeckten. Wir kämpfen nicht gegen das Wetter, sondern wir verstärken die guten Ansätze. Eine Stunde später startet das Flugzeug.

Liebevolle Gedanken

Liebevolle Gedanken haben eine starke Wirkung. Was können wir damit bewirken? Als allererstes erzeugt ein liebevoller Gedanke Wohlgefühl und das Gefühl von Angenommenwerden, das macht Menschen glücklich und zufrieden. Aus diesem Zustand heraus kann sich eine Verhaltensänderung oder eine neue Sichtweise ergeben.

Was sind liebevolle Gedanken? Ein Gebet, ein Gedanke des Dankes oder des Lobes, eine freudige Erinnerung, eine geistige Nachricht mit guten Wünschen und Vertrauen, die Sehnsucht nach Harmonie, das Vertrauen auf eine Lösung, das mentale Versenden eines symbolischen Geschenks. Jeder liebevolle Gedanke trägt den Samen der Heilung in sich.

Huna betrachtet jeden Gedanken als ein Gebet. Wir reagieren auf die Gedanken anderer, und sie reagieren auf unsere. Niemand kann die Gedanken eines anderen kontrollieren. Was wir können, ist Einfluss nehmen, wie der Duft einer Blüte. Wenn der Duft angenehm ist, wird Ihren Gedanken die Tür geöffnet, und sie können Impulse geben. Schicken Sie liebevolle Gedanken auf Reisen, damit sich bisher verschlossene Türen öffnen.

Erika hat eine Kollegin, die sehr verschlossen ist und kaum mit ihr spricht. Wenn sie deren Hilfe braucht, bekommt sie meistens nur eine knappe Antwort. Erika ist es leid, immer um Informationen zu betteln. Sie beginnt damit, das Gute an der Kollegin zu segnen, z. B. die Genauigkeit ihrer Arbeit, ihre schönen Fingernägel, ihr akkurates Äußeres, eben Dinge, die sie ehrlich loben kann. Zuerst bemerkt Erika, wie sich ihre Gedanken und Gefühle der Kollegin gegenüber ändern. Später nimmt sie an Kleinigkeiten wahr, wie auch bei der Kollegin eine Veränderung passiert.

Warum wirkt gedankliches Loben? Das ist ganz einfach. Lob erzeugt Wohlgefühl, und unser Körper ist auf Wohlgefühl ausgerichtet. Unserem Körper ist es egal, ob er ein tatsächlich ausgesprochenes Lob oder ein gedankliches Lob bekommt. Oft funktioniert der gedankliche Weg sogar besser, weil der Verstand des Empfängers nicht im Weg steht. Regeln, wie »Ich kann kein Lob annehmen«, »Das war doch gar nichts Besonderes«, »Das Lob habe ich mir gar nicht verdient« oder »Deren Lob will ich nicht« werden so einfach übergangen, und der Körper saugt das Lob freudig auf.

Jeder Mensch trägt den Wunsch nach Frieden in sich. Mit bewusst auf Liebe ausgerichteten Gedanken werden Sie zum Friedensstifter. Seien Sie wie die Vögel im Frühling, singen Sie das Lied der Liebe und des Friedens in Ihren Gedanken, und beschenken Sie sich und die Welt damit!

Kürzlich hat mich im Stadtverkehr ein Radfahrer überholt. Freihändig und mit Kopfhörern im Ohr fuhr er mit hohem Tempo an mir vorbei. Ich habe nicht den Kopf darüber geschüttelt, wie risikoreich er unterwegs war. Nein, das wäre Kritik gewesen, und Kritik erzeugt keine Liebe. Ich bewunderte, wie vertrauensvoll er unterwegs war, wie gut er balancieren konnte und die Dynamik, die er an den Tag legte.

Mit dieser Bewunderung habe ich gleichzeitig mein Vertrauen, meine Balance und meine Dynamik gestärkt.

Übung: Liebe verschenken

Stellen Sie sich vor, Sie seien ein Vogel, der mit seinem Gesang Liebe verbreiten möchte. Welcher Vogel möchten sie sein, und welches Lied singen sie? Wen möchten Sie mit Ihrem Lied mit welcher Absicht erreichen? Familie, Freunde, Kollegen, Unternehmen, eine Organisation. Stellen Sie sich vor, wie Sie ihnen mit Ihrem Gesang Kraft und Liebe geben und sie bestärken, das Gute zu vermehren. Lassen Sie Ihr Lied erklingen!

Das Bedürfnis nach Liebe

Alle Menschen möchten sich wohlfühlen. Wohlgefühl erleben wir, wenn wir uns mit etwas glücklich verbunden fühlen. Das kann eine Verbindung zu anderen Menschen, Tieren, Pflanzen, Orten, Organisationen und Dingen sein. Das Wohlgefühl aus dieser Verbindung erleben wir umso stärker, je entspannter wir dabei sein können. Entspannung entsteht durch Vertrautheit. Letztendlich ist das entspannte Verweilen bei etwas oder jemandem der Grund für die Beständigkeit einer Beziehung.

Wohlgefühl zu erleben löst Liebe aus und ist ein Indiz dafür, dass wir uns glücklich verbunden fühlen. Angst, Wut und Zweifel stehen im Vordergrund, wenn wir uns isoliert, ausgeschlossen, unverstanden oder unbeachtet fühlen. Das Bedürfnis nach Liebe steuert unser Leben, unsere Verhaltensweisen, Gedanken und Einstellungen.

Ich beende gerne Seminare und Vorträge mit der Einladung an alle Teilnehmer, sich gegenseitig eine heilende Umarmung zu schenken. Bei vielen Menschen mache ich die Erfahrung, dass sie ein tiefes Wohlgefühl damit verbinden. Manche sagen mir, dass sie gar nicht mehr wüssten, wann sie zum letzten Mal jemand so richtig in den Arm genommen hätte. Das Bedürfnis, uns verbunden zu fühlen, zu lieben und geliebt zu werden, ist elementar.

Wie wirkt Kritik?

Wir kritisieren, wenn für uns etwas nicht stimmt und wir diese Unstimmigkeit ausräumen wollen. Ob Kritik berechtigt oder unberechtigt ist, ist oft Ansichtssache. An dieser Stelle kommen unsere Regeln und Einstellungen ins Spiel. Konstruktive Kritik hat die Absicht, auf wohlwollende Weise die Verbesserung eines Menschen anzuregen. Doch Kritik bleibt Kritik. Sie ist eine emotionale Manipulation. Kritisiert zu werden bedeutet, nicht angenommen zu werden. Direkte Kritik ist ein beliebtes Mittel, um eine Verhaltensänderung zu bewirken. Zudem hat Kritik viele Nebenwirkungen, wie erhöhte Anspannung bei allen Beteiligten, Unwohlgefühl bis hin zu Schmerz und Distanzierung. Kritik und Verurteilung töten eine Beziehung, weil sie die Menschen voneinander entfernen. Der Schaden der Kritik ist umso größer, je mehr wir spüren, dass wir als Mensch nicht akzeptiert werden. Viel schlimmer als ein kritischer Hinweis ist konstante Kritik, egal mit welcher Absicht.

Die Menschen entwickeln Strategien, um den Schmerz der Kritik zu lindern. Die einen reagieren aggressiv, die anderen scheinbar emotionslos. Andere werden übereifrig, schnippisch, ängstlich oder krank und schotten sich ab.

In Monas Beispiel haben wir gesehen, dass ihr Freund die Strategie gewählt hat, aggressiv auf Kritik zu reagieren. Mona hatte früher die Strategie, sich anzupassen, gefällig zu sein. Jetzt reagiert sie auf Kritik mit verschiedenen Krankheitssymptomen.

Liebe dagegen ist eine sehr effektive Kraft, sie wirkt viel stärker als Kritik. Sie drückt sich aus in Lob und Anerkennung und stärkt oder erneuert jede Beziehung. Lob und Anerkennung sind ein Akt der Liebe. Eine Beziehung, die langsam zerfällt, können Sie neu beleben, indem Sie Kritik abstellen und konsequent Lob und Komplimente hineingeben. Aufgrund des dritten Prinzips, Makia, bestärken Sie das Positive und nutzen die Kraft der Liebe, um die Verbindung zu verbessern.

Wir setzen viel häufiger die negativen Anreize der Kritik ein als die positive Motivation der Liebe. Was hindert uns daran, den Hebel umzulegen und uns und andere mit Lob zu motivieren? Nichts!

Ihr Körper ist lebendig, sich seiner selbst bewusst und reagiert auf alles. Seien Sie vorsichtig mit Kritik, denn Ihr Körper nimmt jede Kritik – auch die an anderen Dingen und Personen – persönlich. Denken Sie an jemanden, den Sie nicht mögen, und Sie spüren die Wirkung auf diesen Gedanken in einer Form von Anspannung in Ihrem Körper. Egal, ob Sie sich, Ihre Umgebung, ein Auto oder die Regierung kritisieren, Ihr Körper spannt Muskeln an, hat Stress und das behindert Ihren Energiefluss.

Selbstkritik

Die schlimmste Form von Kritik ist die Selbstkritik. Gewohnheitsmäßige Selbstkritik wirkt selbstzerstörerisch. Wir verlieren unsere Lebensfreude und unser Vertrauen. Wir verweigern die Entfaltung unserer Talente und Fähigkeiten, weil wir immer mehr den Glauben an uns verlieren. Selbstkritik verbessert nicht unsere Leistungen, sondern schmälert sie.

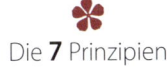

Manuel ist Familienvater und arbeitet im Vertrieb eines großen Unternehmens. Er ist erfolgreich und beliebt bei Kollegen und Kunden. Von klein auf hat er gelernt, sich anzustrengen, unermüdlich seine Ziele zu verfolgen und sich ständig zu verbessern. Er ist stolz auf seine Position, sein Haus und seine Familie. Doch im Stillen macht er sich Gedanken, ob er dem Verkaufsdruck auf Dauer gewachsen ist. Es fällt ihm schwer abzuschalten, der Blutdruck ist hoch, und Zeit für Sport hat er selten. Wir arbeiten an dieser permanenten Anspannung in ihm. Seit seiner Jugend steht, bildlich gesprochen, ein Einpeitscher neben ihm, der ihn unerbittlich antreibt, Höchstleistungen fordert und nie zufrieden ist. Allein bei dem Gedanken an ihn, spürt er, wie sein Körper in einen sehr hohen Spannungszustand geht. Ich lade ihn ein, den Einpeitscher gegen jemanden auszutauschen, der ihn lobt. Sofort spürt er eine enorme Veränderung in seinem Körper. Manuel will nun ausprobieren, wie es ist, sich mit Lob statt Druck und Angst zu motivieren.

Umgang mit Kritik

Kritik erzeugt Spannung, und Spannung behindert Ihren Energiefluss. Die Wirkung, die Kritik auf Sie hat, können Sie sofort mit einem Segen, einem Kompliment oder einer guten Erinnerung aufheben. Ihr Körper reagiert auf Kritik mit verschiedenen Arten von Anspannung und Gefühlen wie Angst, Zweifel oder Wut. Was nützt es Ihnen, lange über die Kritik nachzudenken? Es hat keinen Nutzen, im Gegenteil, Sie verstärken nur die Anspannung. Das beste Heilmittel für Kritik ist Lob.

Also loben Sie sich, während oder nach einer Kritik. Mit Lob schenken Sie sich Selbstachtung, entspannen Ihre Muskeln und regen Ihren Energiefluss an. Erkennen Sie an, dass Sie immer Ihr Bestes geben in dem Maße, in dem es Ihnen möglich ist.

Ihr Lob soll aufrichtig sein. Ihrem Körper ist es egal, was Sie loben, solange Liebe fließt. Selbst wenn Sie nur eine Kleinigkeit loben, ist das sehr heilsam. Damit Ihr Lob Wirkung zeigt, ersetzen Sie die Regel »Eigenlob stinkt« durch »Eigenlob heilt!«

Übung: Kritik heilen

Wenn Sie jemand kritisiert, dann sagen Sie sich: »Das war eine Meinung, keine Kritik, nur eine Meinung. Mit mir ist alles in Ordnung.« Wiederholen Sie das, bis Sie sich wohlfühlen. Sie ändern damit die Regel, dass das, was andere über Sie sagen, wichtiger ist, als das, was Sie über sich denken.

Übung: Eigenlob

Schenken Sie sich täglich eine Minute der Anerkennung, und segnen Sie alles, was gut an Ihnen ist. Trauen Sie sich, sich mal so richtig zu loben!

Falls es Ihnen an Ideen fehlt, hier ein paar Beispiele: Sie können Ihr nettes Lächeln, Ihre reine Haut, Ihren schwungvollen Gang, die Tatsache, dass Sie gute Kekse backen können und man auf Sie zählen kann, loben.

Gundula, fragte mich, wie sie mit ihrer Schwiegermutter umgehen solle, die ständig negativ über andere spricht. Die Ansicht, dass Kritik Auswirkungen auf den Kritiker hat, lehnt ihre Schwiegermutter kategorisch ab. »Ich würde am liebsten aufstehen und gehen, wenn sie wieder loslegt«, meint Gundula. »Versuche, dich auf etwas Schönes in deiner Umgebung auszurichten, segne die Eiszapfen am Fenster, die blühende Orchidee, das wunderschöne rote Kissen. Wenn du die Menschen kennst, über die deine Schwiegermutter spricht, dann schicke ihnen gedanklich Komplimente«, war meine Antwort.

Das Geheimnis des Segnens

Die wirksamste Form der Liebe ist das Segnen. Segnen bedeutet, Bewunderung, Lob, Kompliment oder Wertschätzung zu geben, egal, ob in Worten, Gesten oder Gedanken. Lob und Anerkennung bewirken Wohlgefühl und das Gefühl von Verbundenheit. Das aktiviert den Fluss der Liebe zwischen den Menschen und Dingen.

Wenn wir in einem unendlichen Universum leben, sind wir nicht getrennt voneinander. Das ist eine geniale Sichtweise, denn so loben Sie alles, was Sie an anderen loben oder wertschätzen, auch gleichzeitig an sich. Wenn Mona ihren Freund für den schön gedeckten Tisch lobt, dann lobt sie gleichzeitig ihren Sinn für Schönheit und Gemütlichkeit. Wenn ihr Freund sie lobt, wie toll sie heute geklettert ist, dann lobt er gleichzeitig seine Kletterkünste. Das ist genial und effektiv zugleich!

Wichtig ist ein ehrliches Lob. Angenommen, Sie wollen sich im Loben ausprobieren und segnen die schönen Haare Ihrer Nachbarin, die sich immer wegen Ihres Hundes aufregt. Insgeheim finden Sie ihre Haare schrecklich und würden ihr gerne einen guten Friseur empfehlen. Dieses Lob wird keine Wirkung haben. Warum? Der Körper Ihrer Nachbarin spürt deutlich, ob ein Kompliment aufrichtig ist. Ist das nicht der Fall, kehrt sich das Lob ins Gegenteil um. Also suchen Sie lieber etwas anderes. Vielleicht gefällt Ihnen ihre Stupsnase oder ihr Garten. Je öfter wir jemanden loben, desto mehr positive Dinge fallen uns auf.

Übung: Verbundenheit stärken

Loben Sie Ihren ganzen Körper von Kopf bis Fuß, denken Sie dabei auch an Ihre Zellen, Knochen, Organe und alles, was Ihren Körper ausmacht. »Danke, ihr Knochen, dass ihr mein Gewicht tragt, vielen Dank euch Augen, dass ihr das Lesen ermöglicht.«
Segnen Sie dann Ihre mentalen Fähigkeiten und Talente, Ihre Vorstellungskraft und Ihren Verstand.

Diese Übung können Sie auch abwandeln. Nach Tagen des Schreibens hatte ich große Rückenschmerzen. Ich nahm mir einige Minuten Zeit und dankte und segnete meinen Körper. Ich lobte die Finger, die so viele Buchstaben geschrieben hatten, die Wirbel, Muskeln und Sehnen, die jede Bewegung mitgemacht hatten, meine Augen, die so viele Informationen aufgenommen hatten, mein Gehirn, das für die Verarbeitung der Informationen zuständig gewesen war und jedes Körperteil, das ohne Murren mitgemacht und mich unterstützt hatte.

Beobachten Sie, wie Ihr Körper reagiert. Mein Körper hat danach geschnurrt wie ein Kätzchen und war bereit für den nächsten Schreibmarathon.

Praktische Umsetzung –
Die Kraft des Segnens für seine Ziele nutzen

Segnen Sie alles, was dem entspricht, was Sie in Ihr Leben ziehen wollen. Wenn Sie etwas segnen, geben Sie diesen Dingen Anerkennung und sprechen ihnen eine positive Qualität zu. Das geschieht mit der Absicht, dass das, was Sie segnen, bei Ihnen oder anderen entstehen, andauern oder sich vermehren soll. Durch Segnung oder Würdigung können Sie wirksam Ihr Leben beeinflussen.

1. Nehmen wir noch einmal die Geschichte von Mona:
Sie kann ihre Beziehungsarbeit noch intensivieren, indem sie alles segnet, was ihrem Wunsch nach einer harmonischen Beziehung entspricht. Einfach gesagt: Mona geht mit offenen Augen durch die Welt und segnet alles, was zu dieser Absicht passt. Sie segnet glückliche Paare in der Fußgängerzone, das Happy End in Buch oder Film, ein Entenpaar auf dem See, Hund und Katze des Nachbarn, die sich gut vertragen, Farben, die zueinander passen, harmonische Beziehungen in der Natur oder joggende Paare.

2. Sie fühlen sich unglücklich, traurig oder einsam und möchten das ändern:
Segnen Sie die zwitschernden Vögel, das fröhliche Pfeifen eines Passanten auf der Straße, das lustige Wirbeln eines Blatts im Wind, das Albernsein der Kinder, lächelnde Mitmenschen, Körperstellen, die entspannt sind, alle Zeichen von Zuwendung, Fürsorge und Freundschaft, alle Anzeichen von Glück in Ihrer Umgebung, alles, was mit anderen in Verbindung steht oder alle Zeichen von Kooperation (Spiel, Sport, Arbeit).

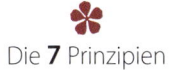

3. Sie möchten Gewicht verlieren:

Segnen Sie alle gesunden und schlanken Menschen, Tiere, Pflanzen, die Ihnen begegnen, schlanke Gegenstände, wie Pfähle, Streichhölzer oder Stifte, alle Anzeichen von Erfolg, wie der Kuchen, der fertig ist, das Formular, das Sie abgeschickt haben, das Buch, das fertig gelesen ist, alles, was mit Vorwärtskommen zu tun hat, alle Zeichen von Spaß und Freude, alle Zeichen von Selbstvertrauen und Stärke, wie Betonmauern, Stahlseile oder Maschinen, die funktionieren.

Diese Beispiele dienen als Leitfaden und Impuls, um Sie mit dem Segnen vertraut zu machen. Lassen Sie sich dadurch nicht einschränken, Sie können jede Qualität, jedes Charakteristikum und jeden Zustand segnen, egal, ob real existierend, vergangen, zukünftig oder in der Fantasie vorhanden. Setzen Sie die Kraft der Segnung ein, um Ihren Körper zu heilen, Ihr Einkommen zu vermehren, Fertigkeiten zu entwickeln, eine harmonische Beziehung aufzubauen und vieles mehr.

Ihre Arbeit ist umso effektiver, je mehr Sie:

* bewundern statt kritisieren
* bekräftigen statt zweifeln
* vertrauensvoll erwarten statt sich zu ängstigen

ALOHA
freudig leben
lieben, lachen, loben
Segnen, was dir entspricht
bewundern

Harmonie in **3** Minuten

6. Prinzip: MANA –
Lenke dein Leben, alle Macht ist in dir

Die Geschichte vom Umgang mit der Krise

Svenja freut sich auf den Besuch ihrer Sandkastenfreundin Laura. Endlich wieder in den alten Zeiten schwelgen und eine Woche lang nur das tun, wozu die beiden Lust haben. Svenja holt Laura vom Bahnhof ab, und gleich auf der Heimfahrt erzählt Laura: »Ich bin so froh, endlich rauszukommen. Mein Leben ist ein Trümmerhaufen, ich habe Weinkrämpfe bei der Arbeit, 8 kg abgenommen, Schlafstörungen und das alles, weil mein Bruder sich seit dem Tod seiner Frau so verändert hat. Wir hatten immer ein enges Verhältnis, und jetzt will er keinen Kontakt, macht mir nur Vorwürfe, und die jahrelange Unterstützung, die ich seiner Familie gegeben habe, ist nichts mehr wert. Ich wünsche mir nichts sehnlicher, als dass alles wieder wird wie früher.«

Svenja ist von den Socken, wie sich ihre toughe Freundin in nur wenigen Wochen zu einem Häufchen Elend gewandelt hat. Diesen Schock muss sie erstmal verdauen. Doch eines ist Svenja klar, sie wird alles tun, damit es eine erholsame Woche wird. Abends im Bett macht sie sich bewusst, dass sie Einfluss darauf hat, wie sie mit Laura und deren Lage umgeht. Diesen Einfluss will sie nutzen, Verantwortung für sich übernehmen und eine gute Lösung finden. Sie hat noch keinen konkreten Plan, doch sehr viel Vertrauen in sich selbst.

Huna-Sichtweise:

❋ Ein Ereignis als solches hat keine Macht. Es hat immer nur so viel Einfluss, wie wir ihm geben.

❋ Svenja ist sich ihrer Macht, auf die Situation Einfluss nehmen zu können, bewusst. Sie ermächtigt sich, eine Lösung zu finden.

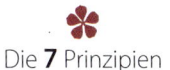

* Laura dagegen fühlt sich der Situation mit ihrem Bruder hilflos ausgeliefert. Sie hat den Zugang zu ihrer Macht verloren. Angst und Widerstand bestimmen ihr Denken.
* Lauras Bruder hat das Recht, bisherige Lebensregeln in Frage zu stellen (Kala). Laura gibt sich dieses Recht nicht, sie möchte den alten Zustand wiederherstellen.
* Svenja reagiert flexibel. Sie nimmt die Veränderungen an und traut sich zu, etwas Gutes daraus zu machen. Sie nimmt eine Position der Stärke ein.
* Leben ist Veränderung. Was gestern eine sichere Basis war, kann morgen eventuell nicht mehr vorhanden sein.

Lösungsidee:

Svenja erinnert sich, was sie in der Huna-Ausbildung über Macht und Verantwortung erfahren hat. Am nächsten Tag spricht sie klare Worte. Sie sagt Laura, dass sie gerne für sie da sei, wenn sie aktiv etwas an ihrer Situation ändern wolle. Als Klagemauer stände sie nicht zur Verfügung. Laura könne warten, bis ihr Bruder sich wieder beruhige, oder jetzt handeln. Laura nimmt dieses Angebot gerne an. Wann immer Laura über das Geschehen spricht, erklärt ihr Svenja, dass sie entscheiden kann, wie sie damit umgeht. Sie macht Laura klar, dass es nie mehr so sein wird, wie es war. Svenja sagt ihr, dass Veränderungen Chancen sind, ihr Leben neu auszurichten. Sie gibt Laura Zuversicht, dass sie aus ihrem Trümmerhaufen ein neues, besseres Gebäude errichten kann und erinnert sie an all die Schwierigkeiten, die sie im Laufe ihres Lebens schon gemeistert hat. Sie lässt morgens ihre Freundin entscheiden, was sie unternehmen wollen, fragt sie nach ihrer Meinung, lobt sie für neue Gedanken und zeigt ihr auf diese Weise, dass sie Macht hat.

Unbewusst nutzt Laura diese Energie, um ihre Selbstzweifel abzustreifen und ihre Selbstsicherheit wieder zum Vorschein kommen zu lassen. Sie entwickelt wieder Vertrauen in sich. Spürbar verändert sie sich und lässt Gedanken darüber, wie sie ihr »neues« Leben gestalten kann, zu.

Svenja hat Freude an ihrem Zusammensein. Sie hat die Verantwortung zur Lösung des Problems bei Laura gelassen und sie damit ermächtigt, es selbst zu lösen. Sie erfreut sich an den schönen Unternehmungen und steckt Laura mit ihrer Freude an! Am Ende der Woche gehen beide gestärkt in den Alltag zurück. Svenja hat an Selbstvertrauen gewonnen. Sie ist stolz darauf, wie sie die schwierige Situation gemeistert hat. Laura fühlt sich nicht mehr hilflos. Die Veränderung ihres Bruders schmerzt sie noch, doch sie hat Ideen, wie ihr Leben weitergehen kann. Sie fühlt sich wieder handlungsfähig. Svenjas aktive Unterstützung hat ihr gutgetan.

Mana – Lenke dein Leben, alle Macht ist in dir

Es gibt keine Macht außerhalb von uns selbst. Nichts und niemand hat irgendeine Macht über uns, keine Person, kein Wesen, kein Ding und kein Umstand, es sei denn, wir ermächtigen ihn oder es. Wir sind zu jeder Zeit machtvoll und handlungsfähig. Das ist der Ausdruck unseres freien Willens.

Viele Menschen übertragen die Macht, über ihr Leben zu bestimmen, an jemand anderen. Laura hat das in Bezug auf ihren Bruder getan. Svenja hat Laura angeboten, sie zu unterstützen, damit sie ihre Macht wieder zurückgewinnt. Das war, was Laura gebraucht hat, um in Richtung Heilung zu gehen.

Huna geht davon aus, dass all unsere Macht aus dem eigenen Körper, Verstand und Geist kommt. Jeder Mensch kann Einfluss nehmen und entscheiden, was ihn beeinflusst. Das Äußere hat nur die Macht, die wir ihm geben. Wir sind vollkommen frei, zu ermächtigen und zu entmachten. Unsere Macht auszudrücken bedeutet, mit Zuversicht und Selbstvertrauen zu handeln, statt Angst, Hilflosigkeit und Zweifel zu nähren.

Wenn in diesem Prinzip von Macht die Rede ist, wird Macht immer positiv verstanden, als »Macht zu etwas«, niemals als »Macht über etwas«. Wir schöpfen alle aus derselben Quelle der Kraft, der Lebensenergie des Universums. Ihr Mana, Ihre Macht, ist Ihre Heilkraft und Ihre Fähigkeit, sich zu heilen. Alle Kraft für Transformation und Evolution kommt aus Ihnen. Sie können immer Ihr Leben in die eigene Hand nehmen. Sie haben die Macht, die Kraft und die Fähigkeit dazu!

Mana spielte in der Kultur Hawaiis schon immer eine wesentliche Rolle. Das zeigt sich auch in den Eigenschaften der hawaiianischer Götter. Je größer ihr Mana war, desto besser konnten sie nach Belieben unterschiedliche Formen und Gestalten annehmen. Die Mächtigsten unter ihnen zeigten ihre Fähigkeiten, indem sie sich in Menschen, Tiere, Pflanzen oder Mineralien verwandelten.

Macht bedeutet, einer Sache mächtig zu sein, sich seiner Fähigkeiten bewusst zu sein und sie gezielt einzusetzen. Die hawaiianischen Götter zeigten ihr Mana, ihren Einfluss, indem sie ihre Form veränderten. Sie zeigen Ihr Mana, indem Sie Einfluss auf Ihr Leben ausüben.

Das Konzept von Mana

Mana steht für ein Konzept des Einflussnehmens. Einfluss nehmen bedeutet, einen Zustand oder ein Verhalten zu aktivieren, zu modifizieren oder zu ändern. Wer Einfluss, welcher Art auch immer, hat, hat Mana. Je größer der Einfluss, desto mehr Mana hat diese Person. Mana hat etwas mit Macht, Autorität, Stärke und Verantwortung zu tun und bezieht sich auf die Wirkung von Energie. Mana ist eine Quelle unglaublicher Kraft. Diese Quelle ist in Ihnen!

Viele von uns haben gelernt, dass wir mehr oder weniger machtlos sind und dass es eine größere Macht in Form eines Gottes oder von Göttern, eines Schicksals, in Form von Genen, der Natur oder Autoritäten gibt.

Huna lehrt Sie, dass Sie alle Macht in sich tragen und dass diese Macht aus Ihrem Körper, Verstand und Geist kommt. Wir leben in einem grenzenlosen Universum, also ist auch die Quelle des Lebens, die Lebenskraft, die das Universum durchdringt, unendlich. Sie ist in lebenden Dingen hoch konzentriert. Wir nutzen diese Lebenskraft, um uns zu definieren, zu formen und zu erfahren. Wir haben alle Anteil an dem, was uns geschieht, sind immer beteiligt am Spiel des Lebens. Wir haben die Macht, ein Geschehen hervorzurufen, und wir haben auch die Macht, es zu verändern.

Ihre Macht ist in jeder Sekunde Ihres Lebens in genügendem Ausmaß vorhanden. Nutzen Sie sie!

Übung: Piko-Piko-Atmung – Mana stärken

»Piko« heißt auf Hawaiianisch »Spitze« oder auch »Punkt«. Die Piko-Piko-Atmung ist eine einfache, jedoch höchst wirksame Atemtechnik, bei der der Nabel eine wichtige Rolle spielt. Im Huna wird der Nabel als das Machtzentrum gesehen. Mit dieser Technik stärken Sie Ihre Kraft, zu handeln.

Sie atmen ein, während Sie sich auf den Scheitelpunkt Ihres Kopfes konzentrieren, beim Ausatmen konzentrieren Sie sich auf Ihren Nabel. Auf diese Weise bauen Sie eine Energiewelle zwischen den beiden Punkten auf. Ihr Fokus wandert bei jeder Atmung von oben nach unten. Sie dirigieren den Atem nicht, Sie ändern nur Ihren Fokus. Die Dauer können Sie selbst bestimmen, ich mache in der Regel fünf Piko-Piko-Atemzüge.

Beobachten Sie, wie Sie sich nach Piko-Piko fühlen.

Macht ist natürlich

Macht ist in uns, genauso wie Liebe. Mächtig zu sein, entspricht unserer natürlichen Veranlagung. Vom Augenblick der Empfängnis an bringen wir unsere Macht zum Ausdruck, indem wir unser Leben erschaffen und erhalten. Wir nutzen unsere Macht, um unseren Körper zu erhalten, Erfahrungen zu sammeln, Herausforderungen zu meistern und Gefühle zu erfahren. Auf mentaler Ebene drücken wir unsere Macht aus, indem wir Probleme lösen, Ideen entwickeln und gedanklichen Einfluss ausüben.

Sie sind immer machtvoll. Sie probieren aus, suchen Lösungen, immer mit dem Ziel, noch wirksamer zu werden. Wann immer Sie sich mit Ihren Zweifeln beschäftigen, schwächen Sie Ihre Macht. Wenn Sie Zweifel an Ihrer Macht haben, dann entsteht Wut. Wenn es kein Ventil für diese Wut gibt und Sie glauben, in einer Sackgasse festzustecken, dann richtet sich die Wut nach innen und verursacht Krankheit und das Gefühl von Energielosigkeit.

Laura ist ein Beispiel dafür. Ihre körperlichen Probleme spiegeln ihre Wut und ihren Widerstand gegen die Veränderungen wider. Sie fühlt sich hilflos und wartet darauf, dass ihr Bruder endlich wieder der alte wird. Sie sieht keinen Weg, mit der Wut umzugehen, sie auszudrücken oder zu verändern. Sie baut immer mehr Spannung auf, die sich letztendlich in ihren Symptomen ausdrückt.

Wenn Zweifel in uns vorherrschen, üben wir Macht häufig in Form von Kontrolle aus. Wenn sich jemand ohnmächtig oder machtlos fühlt, setzt er Kontrolle ein. Kontrolle ist ungesunde Machtausübung, sie entsteht aus Angst und Misstrauen. Kontrolle verursacht Spannung, und Spannung beeinträchtigt unsere Beziehungen und die Effektivität unserer Arbeit.

Tanja will abnehmen. Sie ist der Meinung, wenn sie auf Süßigkeiten und Kuchen verzichtet, wird sie in kurzer Zeit 4 kg verlieren. Aber die süßen Sachen haben irgendwie Macht über sie, ihnen gegenüber fühlt sie sich hilflos.

Legen Sie einmal eine Tafel Schokolade vor sich hin, und sagen Sie ihr, sie solle in Ihren Mund wandern. Nichts geschieht, die Schokolade hat keine Macht. Es sei denn, Sie nutzen Ihre Macht, öffnen die Tafel und essen sie.

Aus dem Gefühl der Machtlosigkeit heraus beschließt Tanja, Kontrollmaßnahmen zu ergreifen: Keine Schokolade für die nächsten vier Wochen und nur 20 g Gummibärchen pro Tag. Das erzeugt Spannung, die immer weiter wächst. Irgendwann hält Tanja die Spannung nicht mehr aus und gönnt sich eine süße Riesenportion.

Tanja könnte die Situation auch anders lösen: Im Sinne von Mana ermächtigt sie sich, in der Lage zu sein, 4 kg abzunehmen, sie ermächtigt ihren

Plan, zu funktionieren. Dann entmachtet sie die Schokolade und den anderen Süßkram. Mit Makia stärkt sie ihren Fokus, imaginiert, wie sie sich 4 kg leichter fühlt und rundet das Ganze mit einem Piko-Piko-Atemzug ab.

Unterschied zwischen Mana und Energie

Persönliche Macht ist die Kraft, das eigene Leben zu dirigieren und Verantwortung für das zu übernehmen, was Sie dadurch bewirken.

Mana bedeutet Macht. Sie verfügen über die Fähigkeit, Einfluss auszuüben, wirksam zu sein, etwas tun zu können, handlungsfähig zu sein. Mana ist Ihre Fähigkeit, Energie zu benutzen und zu lenken. Mana ist nicht das gleiche wie Energie, Chi oder Prana. Mana bezieht sich auf die Wirkung von Energie. Mana zeigt sich im Tun und in den Ergebnissen Ihren Tuns. Ihr Mana wächst mit jeder Anwendung.

Der Unterschied zwischen Mana und Energie lässt sich gut am Beispiel des Autos erklären. Die Tankfüllung ist die Energie. Das Auto ist Ihr Mana, Sie nutzen die Energie im Tank, um es zu steuern und zu bewegen.

Was ist Macht?

Macht haben bedeutet, etwas machen zu können, zu etwas fähig zu sein, beauftragt oder auserkoren zu sein, die Möglichkeit zur Gestaltung zu haben.

Sie setzen Ihre Macht ständig ein, es ist Ihnen nur nicht bewusst. Einkaufen, Rad fahren, Zähne putzen, Kleidung auswählen, Pizza essen oder lieben sind Ausdruck Ihrer persönlichen Macht. Sie steuern damit Ihr Leben. Sie benutzen Ihre Macht, um auf andere einzuwirken, z. B. um mit jemandem zu diskutieren, auf eine Demonstration zu gehen oder eine Frage zu stellen.

Wir erschaffen tatsächlich unsere Lebenserfahrungen. Sie basieren auf den Absichten, die wir verfolgen. Sie denken darüber nach, was Sie heute Abend essen möchten. Kurze Zeit später haben Sie eine Vorstellung, einen

Plan und ein inneres Bild dazu entwickelt. Nun können Sie den Plan umsetzen. Diesen Prozess Ihrer Machtausübung nennt man auch Manifestieren. Sie sehen, Machtausübung ist etwas ganz Vertrautes und Selbstverständliches. Sie manifestieren ständig. Beim Lesen dieses Kapitels entscheiden Sie, was Sie interessant finden und was Sie vergessen wollen. So benutzen Sie Ihre Macht und beeinflussen damit Ihr Leben.

Macht umfasst auch die Fähigkeit, Kraft aufzuwenden, etwas anderes zu ermächtigen, zu bekräftigen oder zu verstärken. So können Sie Ihre Macht einsetzen, um ein neues Verhalten zu bekräftigen. Sie können eine Salbe ermächtigen, den Heilprozess Ihrer Narbe zu unterstützen. Sie können Ihren Friseur ermächtigen, Ihnen einen tollen Schnitt zu verpassen, und sie können die Fluggesellschaft ermächtigen, Sie gesund zu Ihrem Urlaubsziel zu bringen.

Jedes Lebewesen verfügt über diese Macht, sein eigenes Erleben zu erschaffen. Tiere, Pflanzen, Planeten, das Feuer, das Meer und alle Dinge. Alles in der Natur besitzt eine individuelle Macht. Respektvoller Umgang mit der Macht, das ist die Grundhaltung von Huna. So entdecken Sie im Laufe der Zeit die spezielle Macht jedes Wesens. Sie können die Macht der Wellen studieren, die Macht der Sonne erfahren oder die Macht einer Pflanze zur Heilung verwenden. Macht ist sichtbar und unsichtbar, wie z. B. die Macht eines Röntgenstrahls. Überall ist Macht, und alle Macht kann nützlich sein.

Wenn wir etwas oder jemandem Macht zusprechen, ermächtigen wir es oder ihn, Einfluss auf uns zu haben. Sandra nutzt ihren Bergkristall, um sich besser zu konzentrieren. Sie hat ihn dazu ermächtigt, und solange sie diese Ermächtigung aufrechterhält, wird ihr der Stein einen Nutzen bringen. Sie können nichtmenschliche Wesenheiten, wie Engel, Krafttiere oder Gegenstände ermächtigen, Sie zu unterstützen. Ich habe mein Auto zum Beispiel ermächtigt, mich verlässlich von A nach B zu bringen, und wir haben eine hervorragende Beziehung entwickelt.

Übungen

1. Was verbinden Sie mit Macht? – Überprüfen Sie Ihre Regeln zum Thema »Macht«!

2. Sprechen Sie einige Mal laut das Wort »Macht« aus, welche Reaktionen Ihres Körpers nehmen Sie wahr? Wiederholen Sie diese Übung, bis sie eine entspannte Reaktion in Ihnen hervorruft.

3. Machen Sie sich jeden Morgen beim Aufstehen bewusst, dass Sie mit der nächsten Entscheidung, die Sie treffen, Ihr Leben beeinflussen. Jede Entscheidung führt Sie in eine andere Richtung. Stehen Sie auf, und lesen Sie Zeitung, oder gehen Sie zum Sport? Mit der Gestaltung Ihres Tages bestimmen Sie, in welche Richtung Ihr Leben geht. Mit der nächsten Entscheidung, dem nächsten Gedanken oder der nächsten Handlung. Stellen Sie sich vor, die nächste Entscheidung würde Ihr Leben total verändern.

Ermächtigen und Entmachten

Das Ermächtigen trägt immer auch die Möglichkeit des Entmachtens in sich. Sie können alles ermächtigen, und Sie können alles entmachten: Menschen, Dinge, Orte, die Vergangenheit oder die Zukunft.

Mana ist die Kraft der Autorität, also der bedingungslose Glaube an die eigene Fähigkeit oder das Recht, etwas geschehen zu lassen. Macht verringert sich oder verschwindet, wenn Sie keinen Gebrauch davon machen bzw. Sie sich Ihrer Macht nicht bewusst sind. Autoritäten haben in dem Umfang Macht über Sie, wie Sie sie dazu ermächtigen!

Zum Ermächtigen braucht es ein Ja. Macht beruht entscheidend darauf, dass beide Partner diese Macht anerkennen. Wir Menschen neigen dazu, eine Kosten-Nutzen-Analyse aufzustellen. Was gebe ich, und was erhalte ich dafür? Ich gebe Arbeitsleistung und erhalte dafür Geld, Status, emotionales Wohlbefinden, Beförderung und kann meine Bedürfnisse befriedigen. Auf diese Weise entsteht ein Ja oder ein Nein.

Als Steuermann Ihres Lebens haben Sie immer die Fähigkeit, zu entscheiden, wie Sie mit dem Auf und Ab Ihres Lebens umgehen. Die alten Hawaiianer sind der Ansicht, dass sie ihr Leben dann meistern, wenn sie nicht die Wellen kontrollieren wollen, sondern die Kunst beherrschen, auf den Wellen zu reiten.

Greta fühlt sich von ihrem Chef ausgenutzt, er überhäuft sie mit Arbeit. Mit dem Gefühl, ausgenutzt zu werden, blockiert sie den Zugang zu ihrem Mana. Irgendwann hat sie ihren Chef ermächtigt, zu bestimmen, welches Arbeitspensum sie leistet. Diese Ermächtigung kann sie jederzeit zurücknehmen oder beibehalten. Ihr Chef hat nur Macht über sie, weil sie dem zustimmt. Zu wissen, dass es ihrer Zustimmung bedarf, gibt Greta das Gefühl, machtvoll zu sein. Wenn Greta ihren Chef weiter bewusst ermächtigt, dann hat sie persönliche Gründe dafür, das zu tun. Das nennt man dann »machtvolles Ermächtigen«, weil sie aus einer Haltung der Stärke agiert.

Kürzlich erhielt ich ein Schreiben vom Finanzamt, in dem stand, dass meine Steuererklärung in Papierform nicht anerkannt würde. Ich wurde aufgefordert, meine Steuererklärung online einzureichen. Der Großteil des Schreibens bestand aus Rechtsbelehrungen und Hinweisen dazu, was im Falle meiner Weigerung passieren würde. Zuerst war ich richtig wütend darüber, in welchem Tonfall der Brief verfasst war. Dann habe ich das Schreiben entmachtet. Damit war mein Gefühlshaushalt wieder im Lot, und ich konnte ein klärendes Gespräch mit einer sehr hilfsbereiten Sachbearbeiterin führen.

Senta hat um ein Gespräch mit dem Personalleiter gebeten. Sie möchte, dass sich ihre Firma an ihrer Weiterbildung beteiligt. Senta ist schon seit Tagen aufgeregt. Ihr Freund hat sie dazu gedrängt, dieses Gespräch zu führen. Senta macht es ihm zuliebe, obwohl sie sicher ist, dass dabei nichts herauskommen wird. Senta traut sich nicht zu, wirksam zu sein, sie hat sich in Bezug auf dieses Gespräch entmachtet. Was kann sie tun? Senta sollte einmal tief durchatmen und sich dann ermächtigen, dieses Gespräch erfolgreich zu führen. Dabei unterstützt sie eine Visualisierung darüber, wie das Gespräch idealerweise enden soll oder eine Affirmation wie z. B.: »Ich schaffe das!«

Zum Ermächtigen oder Entmachten bedarf es lediglich einer bewussten Entscheidung!

Übung
1. Welchen Einfluss haben Sie heute seit dem Aufstehen auf Ihr Leben ausgeübt? Nehmen Sie sich Zeit, die einzelnen Schritte nachzuvollziehen. Denken Sie auch an so vermeintliche Kleinigkeiten wie Zähne putzen und Haare kämmen.
2. Welche Ermächtigungen haben Sie heute erteilt? Wie fühlt es sich an, Ermächtigungen zu erteilen?

Machtmissverständnisse
Ich möchte zwei Missverständnisse in Bezug auf Macht ausräumen:
1. Mana, und damit Macht im Sinne von Huna, wird nicht assoziiert mit Zwang, Unterdrückung, Ohnmacht, Gewalt, Überlegenheit oder Abhängigkeit und hat nichts mit Kontrolle über andere zu tun. Viele Menschen lehnen das Konzept von Mana ab, weil sie ein falsches Bild von Macht haben.

2. Macht wird nicht gegen etwas benutzt. Jeder Einfluss führt zu Veränderungen. Wir leben in einem Universum, das permanent in Bewegung ist. Das Leben ist ein Spiel von Kräften der Veränderung und des Widerstandes. Widerstand gegen Veränderungen ist natürlich. Der Einsatz von Kraft *gegen* etwas reduziert die Wirksamkeit beträchtlich. Eine viel effektivere Form ist es, Kraft *für* etwas einzusetzen. Sie gehen den Weg des geringsten Widerstandes. Je weniger Widerstand da ist, desto wirkungsvoller sind Sie.

Der Weg des größten Widerstandes wäre im Fall des Schreibens vom Finanzamt gewesen, wütend auf die Sachbearbeiterin einzuschimpfen. Das hätte die Spannung auf beiden Seiten erhöht, und vermutlich wären wir im Streit auseinandergegangen. Durch die Entmachtung des Schreibens war der Brief auf emotionaler Ebene bedeutungslos für mich. Damit konnte ich sachlich nach einer einvernehmlichen Lösung suchen.

Laura aus der Anfangsgeschichte geht den Weg des größten Widerstandes. Sie kämpft gegen ihren Bruder. Heilsamer wäre es für sie, den Kampf aufzugeben und sich für ihr eigenes Wohlbefinden einzusetzen. Svenja hat das erkannt und unterstützt Laura, ihre Macht für etwas statt gegen etwas einzusetzen.

Macht resultiert aus Autorität

Das Wort »Autorität« kommt vom lateinischen »auctoritas« (= Ansehen, Würde, Macht) bzw. vom Verb »augere« (= vermehren, vergrößern, wachsen). Die gesunde Form der Autorität besteht darin, unsere Macht selbst in Anspruch zu nehmen. Das können Sie, wenn Sie im positivsten Sinne von sich überzeugt sind. Gesunde Autorität basiert nicht auf Hierarchien, Status oder Beglaubigungen. Autorität haben heißt, durch das, was ich bin und durch das, was ich sage, zu wirken. Menschen mit Autorität wirken souverän, authentisch und selbstbestimmt.

Mit Autorität zu sprechen oder zu handeln bedeutet, Ihr tiefes Vertrauen darüber zum Ausdruck zu bringen, dass Ihr Tun Wirkung zeigen wird. Gebete, Affirmationen und Verwünschungen besitzen Macht in dem Maße, wie sie mit Autorität gesprochen werden. Zuversichtliche Autorität ist das Geheimnis, wenn Sie durch Worte, Visualisierungen oder Empfindungen etwas erschaffen wollen. Sprechen Sie mit Autorität, und Sie sprechen Machtworte!

Ein Merkmal großer Heiler ist ihr unerschütterliches Vertrauen in die Wirksamkeit ihres Tuns. Sie wissen, hier liegt der Schlüssel zu Erfolg. Sie können einen Kieselstein jetzt ermächtigen, ein Heilstein für Sie zu sein, und es wird Heilung geschehen, wenn Sie sich vertrauen. Das ist nichts anderes, als wenn Sie die Pizza ermächtigen, Ihren Hunger zu stillen.

Eines Nachts wachte ich mit Magenkrämpfen und Übelkeit auf. Ich hatte keine Idee, was ich tun könnte. Ich tapste im Halbschlaf in die Küche, zog eine Schublade auf und entdecke Bonbons. Ich beschloss, dass eines dieser

Bonbons jetzt das Heilmittel für mich sein sollte. Ich stellte mir beim Lutschen vor, dass es alles enthalte, was ich brauchte. Siehe da, ich schlief ein, und alles war gut.

Mr. und Mrs. Perfekt

Ohne Fehler sein, einen perfekten Körper haben, mit allem entspannt umgehen, von allen geliebt und geachtet werden, immer angemessen reagieren, perfekte Lebensumstände haben, ist das auch Ihr Idealziel? Ist es das wirklich? Dieses Ideal anzustreben, wäre gut, wenn es Ihre Macht oder Liebe vergrößern würde. Aber das tut es nicht. Meistens hat der Wunsch nach diesen Dingen den Effekt, dass Sie sich ein Leben lang unperfekt und als Versager fühlen, sobald Sie oder Ihr Verhalten nicht dem Ideal entsprechen. Sie werden Versagensängste aufbauen und sich mit Minderwertigkeitsgefühlen herum plagen und sich damit selbst in der Falle des Unperfektseins gefangen halten.

Die Frage ist doch: Wollen Sie perfekt sein oder Freude am Leben haben? Ihre Macht vergrößert sich, wenn Sie sich mit allen Facetten, den großartigen, unangenehmen, besonderen und nervtötenden annehmen und sich an ihnen erfreuen. Wir alle haben unsere Ecken, Kanten und Entwicklungsfelder. Ich sehe Perfektion nicht als mein Lebensziel an, doch perfekter zu werden im Laufe des Lebens, das gefällt mir. So freue ich mich über jede Verbesserung. Leben heißt sich verändern, und so ist es der Weg, der zählt.

Selbstwert

Wie wertvoll sind Sie in Ihren Augen? Mit der Antwort auf diese Frage legen Sie Ihren Selbstwert fest. Sie können gar nicht genug Selbstwert haben. Stopp, ich denke dabei nicht an Arroganz oder Überheblichkeit. Was ich damit meine ist, dass der Wert, den Sie sich geben, gar nicht hoch genug sein kann. Machen Sie sich wertvoller!

Warum? Sie sind persönlich verantwortlich für Ihren Selbstwert. Wissen Sie, dass die meisten Menschen sich Ihrer Bewertung anschließen? Je mehr

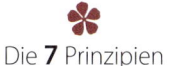

Selbstwert Sie sich zugestehen, desto besser werden die Menschen über Sie denken. Ihr Selbstwert hängt nicht davon ab, wie andere über Sie denken oder Sie einschätzen. Wie SIE über sich denken, im Vergleich zu anderen Menschen, Situationen oder Umständen, das allein bestimmt Ihren Selbstwert. Halten Sie sich für wertlos, tun es andere auch. Achten Sie sich, werden andere Sie auch achten.

Was ist der Maßstab für den Wert, den Sie sich geben? Ist der Maßstab, ob Sie jemand anlächelt, Sie unterstützt, Ihr Aussehen dem Modetrend entspricht oder ob Sie einen Fehler machen? Ihr Maßstab kann alles Mögliche sein. Finden Sie es heraus!

Viele Menschen machen ihren Selbstwert davon abhängig, wie perfekt sie sind oder wie perfekt sie etwas machen. Der Clou dabei ist, dass andere Ihren Fehler oder Ausrutscher gar nicht bemerken, wenn Sie diesem Fehler keine Aufmerksamkeit schenken und die anderen nicht auf ihn aufmerksam machen, indem Sie dem Fehler große Bedeutung beimessen.

Was ist Selbstwert? Selbstwert ist Ihre Einschätzung über sich, im Verhältnis zu jemandem oder etwas. Selbstwert ist etwas Aktives, etwas, was Sie sich geben und nicht etwas, was Ihnen von Außen übergestülpt wird.

Ihr Selbstwert hängt mit Ihren Regeln in Bezug auf sich zusammen. Wenn Sie einen Fleck auf der Bluse haben, schämen Sie sich, und Ihr Selbstwert sinkt. Wie können Sie jetzt Ihren Selbstwert erhöhen? Ändern Sie die Regel, dass ein Fleck Einfluss auf Ihren Selbstwert hat, und schon steigt Ihr Selbstwertgefühl. Sie haben endlich Ihren Papierkram erledigt, Sie fühlen sich erleichtert, Ihr Selbstwert steigt. Einer Ihrer Gäste findet die Suppe fad, Ihr Selbstwert sinkt. Ein netter Mann/eine nette Frau lächelt Ihnen zu, Ihr Selbstwertgefühl steigt an. Diese Beispiele zeigen, dass Sie allein entscheiden, welchen Wert Sie sich geben.

Wenn Sie Ihren Selbstwert von Reaktionen und Handlungen anderer abhängig machen, wird er stark schwanken. Ein hoher Selbstwert ist mit dem Gefühl verbunden, geliebt, akzeptiert und anerkannt zu sein. Sie erlauben sich damit, mehr zu tun, mehr zu haben und mehr zu sein. Ihren Selbstwert erhöhen Sie durch Selbstliebe und dadurch, dass Sie sich als Autorität akzeptieren.

Je weniger einschränkende Regeln Sie über sich und Ihren Wert als Mensch haben, desto höher ist Ihr Selbstwertgefühl. Die Worte, die Sie über sich sprechen, laut oder in Gedanken, kommen von Ihnen selbst. Sie denken, sie seien wahr, weil sie Ausdruck einer Regel sind, die Sie einmal festgelegt haben. Und diese Regel wirkt auf Ihr Selbstwertgefühl, solange Sie sie für gültig erklären. In unserer Kultur wird hoher Selbstwert oft gleichgesetzt mit Arroganz und Überheblichkeit. Lassen Sie sich davon, was andere denken, nicht abhalten. Es ist allein Ihre Wahl, wie viel Selbstwert Sie sich geben!

Übung

Nehmen Sie sich eine Minute Zeit, und formulieren Sie Sätze mit »Ich bin ...«, z. B. »Ich bin hübsch, schön, eine gute Autofahrerin, chaotisch« usw. Formulieren Sie, was immer Ihnen zu sich in den Sinn kommt. Prüfen Sie nach jeder Aussage, ob Sie das Gefühl haben, sie ist wahr. Wie können Sie mit eventuellen negativen Aussagen über sich umgehen?

Gehen Sie zurück, und ändern Sie die negativen Aussagen in etwas Positives, Wahres und für sie Akzeptables. Solange Sie diese Ideen über sich haben, haben Sie weniger Selbstwert. Was machen Sie mit den positiven Aussagen?

Nehmen Sie die positiven Aussagen, und ergänzen Sie sie, machen Sie sie noch besser, noch kraftvoller. Haben Sie eine Verbesserung in Bezug auf Ihr Wohlgefühl bemerkt?

Selbstvertrauen

Vertrauen ist die Gewissheit, dass Sie die Kraft besitzen, mit Ihrem Tun etwas zu bewirken. Vertrauen ist die tiefe Überzeugung von der Wahrheit und Richtigkeit Ihrer Ansichten und Handlungen.

Menschen mit Selbstvertrauen wissen, was sie können und was noch zu entwickeln ist. Sie suchen Unterstützung, ohne sich dabei schwach zu fühlen. Sie sind aufmerksam, beobachten das Geschehen genau, achten ihre Fähigkeiten und sind sicher, dass sie in der bestmöglichen Weise handeln. Sie erwarten das Beste, d. h. sie sind überzeugt, dass sich etwas in der besten Weise entwickelt, nachdem sie alles getan haben, was sie tun konnten. Wenn Sie sich über das Denken oder Verhalten anderer definieren, dann stärken Sie Ihre Unsicherheit. Auch Schönheit, Gesundheit, Talent, Wohlstand oder Ansehen sind keine geeigneten Säulen, um Ihr Selbstvertrauen dauerhaft zu tragen. Je weniger Sie sich von schwankenden und unberechenbaren äußeren Komponenten abhängig machen, desto stabiler ist Ihr Selbstvertrauen.

Ihr Selbstvertrauen stärken Sie, indem Sie an sich und Ihre Macht glauben. Was Sie über sich denken, können Sie beeinflussen, alles andere nicht. Selbstwert und Selbstvertrauen ergänzen einander. Sie bilden das Fundament, um Ihre Ziele umzusetzen.

Umgang mit Zweifeln

Zweifel gehören zum Leben dazu. Zweifel zu haben ist deshalb kein Problem. Das Problem ist, wie Sie reagieren, wenn Zweifel auftauchen. Viele Menschen deuten sie als Zeichen des Versagens. Doch Zweifel sind nichts anderes als ein Zeichen dafür, dass Sie sich verändern. Entmachten sie Ihre Zweifel. Werfen Sie sie einfach über Bord, ignorieren Sie sie, oder ersetzen Sie sie durch positive Worte oder Vorstellungen.

Mein bestes Hilfsmittel, wenn ich zweifle: Ich führe eine Handlung ganz bewusst aus und setze sie in Bezug zu meinem Zweifel.

* Wenn ich mich hilflos fühle, gieße ich meine Blumen und mache mir damit bewusst, dass ich handlungsfähig bin.
* Glaube ich, dass ich etwas nicht bewältigen kann, spüle ich eine Tasse und zeige mir damit, dass ich etwas zu Ende bringen kann.

✽ Glaube ich, dass ich keinen Einfluss habe, verrücke ich einen Gegenstand und verdeutliche mir, dass mein Tun Wirkungen nach sich zieht.

Diese bewusst ausgeführten Handlungen, verbunden mit einer Absicht, stellen enorm schnell die Verbindung zum Selbstvertrauen wieder her. Mehr brauchen Sie über Zweifel gar nicht zu wissen.

Praktische Anwendung

Die Grundenergie des Universums ist Liebe. Alles im Universum verspürt den Drang nach Wachstum und Entwicklung. Auch in Ihnen existiert eine Sehnsucht, sich ganz zur Entfaltung zu bringen und Ihr Glück zu vermehren. Sie haben die Macht, diese Sehnsucht zu stillen.

Ihre Wirksamkeit hängt von der Menge an Mana ab. Deswegen wird im Huna sehr viel Wert darauf gelegt, den zur Verfügung stehenden Vorrat an Mana bewusst zu steigern. Je mehr Mana Sie haben, desto weniger Energie brauchen Sie, und je weniger Mana Sie haben, desto mehr Energie brauchen Sie, um etwas zu verwirklichen. Mana ohne Zweck und Absicht ist bedeutungslos.

Erinnerungsübung: Selbstvertrauen stärken

Erinnern Sie sich an so viele Dinge wie möglich, die Sie gut oder richtig gemacht haben oder wie Sie Gutes für andere gemacht haben. Negative Dinge sind nicht erlaubt. Erlauben Sie sich, zu spüren, wie sich das anfühlt. Wenn negative Sachen kommen, werfen Sie sie einfach zur Seite – das ist die Praxis! Ihr Körper mag Anerkennung. Mit sich selbst anerkennend sprechen, ist das Gesündeste, was Sie tun können!
Diese Übung ist sehr nützlich, wenn Sie eine Fähigkeit entwickeln wollen. Angenommen Sie möchten malen, dann fangen Sie an, alles anzuerkennen und zu wertschätzen – egal, wie klein es derzeitig noch ist –, was im weitesten Sinne mit Malen zu tun hat. Hier

einige Beispiele: Sie können einen Stift halten, Buchstaben malen, Farben wahrnehmen usw.

Übung: Nutzen Sie eine Energiequelle, um Ihr Mana zu erhöhen

Finden Sie in Ihrer Umgebung eine starke Energiequelle (Fluss, Baum, Kinder, Tiere, Ventilator, Maschine, Auto). Dann atmen Sie mit der Aufmerksamkeit bei dieser Energiequelle ein und verlagern Ihre Aufmerksamkeit beim Ausatmen auf Ihren Nabel. Wiederholen Sie das einige Atemzüge lang. Spüren Sie die Resonanz dazu in Ihrem Körper. Sie können diese Übung so oft wiederholen, wie Sie mögen.

Übung: Ich wäre gern …

Manchmal stellen wir uns vor, wie es wäre, jemand anderes zu sein. Eine Person, die wir bewundern, für perfekt halten oder jemand, der eine Qualität besitzt, die wir gerne hätten. Wenn in der Mongolei der Geschichtenerzähler in die Jurte kommt, dann werden die Zuhörer aufgefordert, im Geiste zu einer Figur der Geschichte zu werden und die Abenteuer mitzuerleben, um die Eigenschaften der Figur in sich selbst zu entwickeln. Das hat folgenden Grund: Sie sind die Person, die Sie aufgrund Ihrer Gewohnheiten, Einstellungen und Verhaltensmustern geformt haben. Dabei haben Sie sich an den Menschen Ihres Umfeldes orientiert und von ihnen gelernt. Diese Erkenntnis nutzt der Geschichtenerzähler, und Sie können sie für sich nutzen, indem Sie bewusst entscheiden, von wem Sie was lernen möchten, um Ihr Selbstvertrauen zu erhöhen. Ihr Ziel dabei ist, eine Eigenschaft zu entwickeln, die noch in Ihnen schlummert. 1. Denken Sie an eine Person, deren Eigenschaft Ihnen von Nutzen ist. Nehmen Sie sich vor, diese Eigenschaften selbst zu entwickeln. Betrachten Sie diese Person als Ihren Berater.

2. Beginnen Sie damit, sich diese Person in Ihrer Fantasie so intensiv und lebendig wie möglich vorzustellen. Denken, fühlen, handeln, sprechen und bewegen Sie sich wie diese Person.

3. Stellen Sie sich dann eine Situation vor, in der Sie diese Eigenschaften zum Ausdruck bringen wollen. Malen Sie sich aus, wie Sie dann denken, fühlen, handeln, sprechen und sich bewegen.

4. Beginnen Sie, diese Eigenschaft im Alltag zu leben.

Sie können jede Person auswählen, auch Verstorbene, fiktive Figuren wie eine Buch- oder Filmfigur. Mit dieser Übung können Sie das Charisma von Nelson Mandela, die Zauberkraft von Harry Potter oder den Humor von Tante Augustine entwickeln.

Sie sind einzigartig. Deshalb werden Sie nicht zu einer Kopie dieses Beraters. Sie nehmen diese Eigenschaft und vermischen sie mit Ihren individuellen Fähigkeiten. Diese Eigenschaft können Sie mit Knetmasse vergleichen. Knetmasse können Sie einer beliebigen Anzahl von Menschen geben, und jeder wird etwas anderes daraus formen. Mit dieser Übung ändern Sie Ihre Persönlichkeit im vollen Bewusstsein und lassen sich von dem Ergebnis überraschen. Sie entdecken Facetten an sich, die Sie bisher nicht vermutet haben.

Übung: Gestalten Sie Ihr Kraftobjekt

Nehmen Sie ein Objekt Ihrer Wahl in die Hand. Das kann ein Stein, eine Feder oder ein Stück Holz sein. Ermächtigen Sie dieses Objekt, Ihnen Kraft zu geben und Glück anzuziehen. Atmen Sie tief ein, und atmen Sie die Energie des Universums beim Ausatmen in Ihr Objekt. Spüren Sie, ob es sich anders anfühlt, d. h. ob es für Sie ausreichend aufgeladen ist. Jetzt ist es Ihr Kraftobjekt, fühlen Sie, wie die Energie daraus in Sie fließt und Sie auflädt. Dieses Kraftobjekt wird Ihnen als Kraftquelle dienen, solange Sie es benutzen wollen.

Oft ist es hilfreich, vor Beginn dieser Übung einige Piko-Piko-Atemzüge zu machen. Das hilft Ihnen, sich zu ermächtigen, Ihr persönliches Kraftobjekt herzustellen.

Mana-Aufladung kann körperliche Reaktionen hervorrufen. Das kann ein Kribbeln an manchen Stellen Ihres Körpers sein, ein Gefühl, als würde Strom durch Sie fließen, ein Vibrieren, die Zunahme von Wärme oder ein Schwindelgefühl. Das ist völlig normal, und Sie können jederzeit aufhören, falls Sie sich unwohl fühlen.

MANA
Einfluss nehmen
das Leben lenken
Selbstvertrauen und Autorität erhöhen
selbstbestimmt

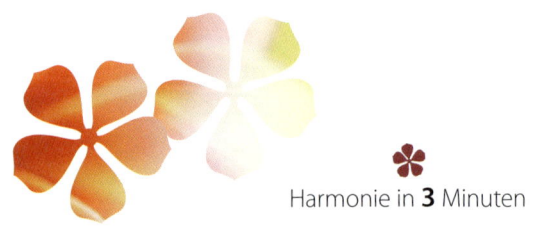
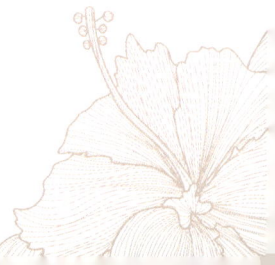

7. Prinzip: PONO – Harmonie ist das Maß für deine Wirksamkeit

Die Geschichte vom Wanderwochenende

Vier Freundinnen freuen sich auf ein gemeinsames Wanderwochenende mit Hüttenübernachtung. Strahlender Sonnenschein und blauer Himmel begleiten ihren ersten Tag. Im Schweiße ihres Angesichts überwinden sie 800 Höhenmeter und erreichen am späten Nachmittag ihr Etappenziel. Abends sitzen sie gemütlich in der Hütte beisammen und genießen die Ruhe auf dem Berg, nachdem die Tageswanderer gegangen sind. Aus heiterem Himmel stellt Barbara fest, dass bei ihr eine Migräne im Anmarsch ist. Sehr schnell wandelt sich die fröhliche Stimmung in Befangenheit, und die vier beschließen ins Bett zu gehen. Barbara ist ruhig und in sich gekehrt. Die anderen Frauen kennen diese Situation, wissen dass es Barbara unangenehm ist, »krank zu sein«, und sie sich lieber zurückzieht. In der Hoffnung, dass Schlaf das beste Heilmittel ist, gehen alle drei zu Bett.

Am nächsten Morgen ist Barbara immer noch recht einsilbig, und auf die Fragen, wie es ihr gehe, antwortet sie kurz und knapp: »Es geht.« Mehr ist nicht aus ihr herauszukriegen. Die anderen drei Frauen fühlen sich sehr unwohl. Sie trauen sich nicht, »normal« zu sein und sich locker zu unterhalten. Die Atmosphäre ist von Anspannung, Zurückhaltung und Unsicherheit geprägt. So hatten sie sich das Wochenende nicht vorgestellt!

Huna-Sichtweise:

❀ Die Frauen verhalten sich in dieser Situation wie immer, wenn Barbara Migräne hat. Das Ergebnis ist Unwohlsein und Anspannung bei allen vieren.

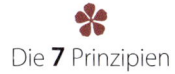

* Wenn eine Situation unbefriedigend ist, sollte sie korrigiert werden. Jeder hat das Bedürfnis, sich wohlzufühlen.
* In dieser festgefahren Situation ist Flexibilität in Form eines neuen Verhaltens gefragt.
* Egal, wie wir unser Verhalten verändern, am Ergebnis erkennen wir, ob wir das Richtige getan haben. Wenn sich die Harmonie in uns und bei den anderen vergrößert hat, dann haben wir »richtig« gehandelt.

Lösungsidee:
Dora hat dieses ungute Versteckspiel satt. Sie beschließt, mit Barbara, ihrem Verhalten und der gesamten Situation in Harmonie zu gehen. Sie möchte sich wohlfühlen und Freude an diesem Tag haben, unabhängig davon, ob Barbara Migräne hat. Sie merkt, wie sich ihr Körper durch diese Entscheidung entspannt. Bewusst genießt sie die Sonnenstrahlen, die Morgenstimmung, den Blick auf die Berggipfel und gibt sich ganz dem Augenblick hin. Ihr Hintergedanke ist, dass sich, wenn sich ihr Körper wohlfühlt, Barbaras Körper daran orientiert und sich auch auf Wohlbefinden ausrichtet.

Barbara ist still, schottet sich ab und läuft abseits der anderen drei Frauen. Doch innerhalb der darauffolgenden zwei Stunden findet eine Wandlung in ihr statt. Sie greift Gespräche auf, läuft flott voraus, und die Migräne verschwindet. Die vier Frauen haben eine sehr ausgelassene Heimfahrt. Doras Plan ist aufgegangen. Sie hat auf liebevolle Weise Heilung bewirkt.

Sie haben immer die Möglichkeit, etwas harmonischer zu gestalten. Der effektivste Weg ist dabei, bei sich anzufangen und die Harmonie in Ihnen zu vergrößern. Damit heilen Sie sich selbst, und Sie heilen die Welt um sich herum!

Pono – Harmonie ist das Maß für deine Wirksamkeit

Keiner kann Ihnen sagen, welcher der richtige Heilweg ist. Probieren Sie es aus, und vertrauen Sie dabei sich und der gewählten Methode. Am Ergebnis können Sie erkennen, ob Sie einen guten Weg gewählt haben. Dora hat eine gute Wahl getroffen, denn die Situation hat sich im positiven Sinne gewandelt. Tritt eine angestrebte Veränderung nicht ein, ist das kein Zeichen dafür, dass sie nicht eintreten soll. Sie haben dann einfach noch nicht den richtigen Weg gefunden. Damit ist nur ein Plan nicht aufgegangen, keineswegs sind Sie gescheitert. Der Plan hat also nicht so funktioniert, wie Sie gern wollten. Na und! In einem unendlichen Universum gibt es unzählige Wege. Sie werden den richtigen Knopf schon noch finden. Verändern Sie etwas an der Methode, die Sie benutzt haben, oder probieren Sie einfach eine ganz neue aus.

Hat eine Methode eine positive Veränderung bewirkt und ist sie Ihnen leicht von der Hand gegangen oder hat sie sogar »wider besseren Wissen« funktioniert, dann hinterfragen Sie nicht lange, sondern freuen Sie sich darüber. Wenn etwas zu einem guten Ergebnis führt, dann ist es »Pono«, dann ist es »richtig«.

Das Ergebnis ist das Maß der Wahrheit. Ihre persönliche Wahrheit ist das, was Sie beobachten, erfahren und wahrnehmen, egal, welche Erfahrungen andere damit machen oder ob es für sie nachvollziehbar ist. Deshalb sagt man im Huna: »Wenn es funktioniert, ist es Huna!« Ihre Erfahrungen damit sind der Beweis. Mehr braucht es nicht, damit eine Methode gültig und wahr ist.

Elvira und Kathi sind beide im Hunatraining. Immer wenn sich Elvira unsicher fühlt, macht sie einige Piko-Piko-Atemzüge, und ihre Sicherheit kehrt zurück. Kathi macht diese Erfahrung mit Piko-Piko nicht. Sie arbeitet lieber mit dem Satz: »Ich ermächtige mich, diese Situation zu bewältigen.« Wer macht das »Richtige«? Beide machen das Richtige, weil sich bei jeder von ihnen die Sicherheit erhöht.

Es gibt keine Methode, die bei jedem zu jeder Zeit wirksam ist. Das, was in diesem Moment bei Ihnen die gewünschte Wirkung zeigt, ist maßgebend.

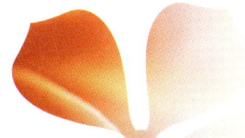

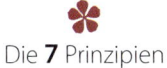

Wissen und Tun

Die Polynesier hatten viele verschiedene Arten von Kanus und Angelhaken, viele verschiedene Namen für dieselben Dinge, verschiedene Kalender, kurz gesagt, sie waren in ihrem Leben sehr flexibel. Damit förderten sie ihre Kreativität und Anpassungsfähigkeit. Polynesische Schamanen waren an der praktischen Wahrheit interessiert, der Wahrheit in Bezug auf das Leben. Absolute Wahrheit und hochwissenschaftliche Theorien haben aus der Sicht von Huna keinen praktischen Wert. Etwas ist wahr, wenn wir es angewandt und erlebt haben. Eine abstrakte Wahrheit ist nutzlos. Wahrheit soll uns im Alltag nützlich sein. Wenn jemand in der Theorie genau weiß, wie etwas geht, aber es nie angewendet hat, dann verfügt er über keine praktische Wahrheit.

Das hawaiianische Sprichwort »*Ho a'e ka 'ike he'enalu i ka hokua o ka 'ale* – Zeige deine Kenntnisse über das Surfen auf dem Rücken einer Welle« bringt es wunderbar auf den Punkt. Huna arbeitet mit der Wahrheit, die aus der Praxis entstanden ist und sich an Ergebnissen gezeigt hat.

Die Kahunas (Meister des Huna) sagen, dass man einen Experten an seinen Resultaten erkennt. Wissen allein ist nicht genug. Wissen erschließt sich uns erst in der Anwendung und in der Auseinandersetzung damit. So wird Wissen greifbar und lebendig, wir verstehen Zusammenhänge und verinnerlichen es. Unser Kopf und unsere Hände arbeiten zusammen. Um mit Huna zu sprechen, wir entdecken das, was verborgen ist.

Ganz gleich, wie viele anspruchsvolle Bücher jemand schon gelesen hat, wie viele Seminare er schon besucht haben mag, der Maßstab ist immer der gleiche: Entscheidend ist, was er daraus macht, ob er sein Wissen umsetzt und inwiefern sich dadurch seine Gesundheit, sein Erfolg, seine berufliche Lage und seine zwischenmenschlichen Beziehungen verbessert haben.

Gaby ärgert sich, sie weiß so viel über Huna, doch in vielen Situationen traut sie sich nicht, Huna spontan einzusetzen. Sie ist der Meinung, nur wenn es wohlüberlegt sei, würde es gut funktionieren. Lara hingegen pro-

biert die erste Methode aus, die ihr in den Sinn kommt. Sie fragt sich, warum sie ihre Zeit mit Grübeln oder der Suche nach der perfekten Methode verbringen soll. Sie probiert es einfach gleich aus. Wenn es nicht funktioniert, dann wird sie etwas anderes versuchen.

Was bedeutet Pono

Pono bedeutet übersetzt »ein gutes Resultat erzielen« oder »etwas in Ordnung bringen, damit es besser läuft«. Im Huna wird alles in Form von Beziehungen gesehen. Sie haben zu allem eine Beziehung, zu Ihrem Arbeitsweg, Ihren Freuden, Ihrer Umgebung, Ihrem Auto oder zum Wetter. Alles, was die Harmonie in einer Beziehung verbessert, ist Pono. Jedes Problem ist eine Störung der Harmonie. Pono ist nicht zufällig das letzte der sieben Prinzipien. Es fordert Sie auf, sich zu fragen: Hat mein Wirken die Harmonie zu mir oder zu jemandem oder etwas vergrößert? Pono bedeutet, mit der Einstellung eines Heilers zu wirken. Dazu brauchen Sie nicht von Berufs wegen in der Heilkunde tätig sein. Sie sind jederzeit ein Heiler für sich und Ihr Umfeld.

Alles, was das Gute, Richtige und Positive vermehrt, ist Pono. Es entsteht dann, wenn Liebe und Harmonie wachsen, egal, wie stark und auf welche Weise. Bei Pono geht es um eine Grundrichtigkeit, die gute Auswirkungen hat. Pono beinhaltet auch den Aspekt des Abwägens, d. h. wie Sie vorgehen und welche Mittel Sie einsetzen. Pono hat viele Bedeutungen, die alle in die Richtung gehen, »in einem Zustand von Harmonie« zu sein oder diesen Zustand anzustreben. Jeder Weg, der etwas »richtigstellt«, der die Harmonie in Ihnen, Ihrer Familie und Ihrem Umfeld vergrößert und Dinge in Ordnung bringt, damit sie besser laufen, ist Pono.

Handeln im Sinne von Pono

Etwas richtig machen im Sinne von Pono bedeutet nicht automatisch, den allgemeinen Regeln zu folgen. Sie wirken nicht im Sinne von Pono, wenn Sie an den Buchstaben des Gesetzes kleben. Wenn ich zum Beispiel einen Radfahrer bemerke, der mir auf dem Fußweg entgegenkommt, dann könnte

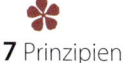

ich ihn darauf hinweisen, dass er sich nicht an die Regeln hält. Das ist *nicht* mit Pono gemeint. Ich könnte mich auch weiter an meinem Spaziergang erfreuen und den Radfahrer Radfahrer sein lassen, da er gerade niemanden behindert. In diesem Fall würde sich die Harmonie in mir und meinem Umfeld vergrößern. Deshalb hätte ich im Sinne von Pono »richtig« gehandelt.

Der Zweck heiligt nicht die Mittel – sondern die Mittel bestimmen das Resultat. Wenn Sie Frieden erreichen wollen, wählen Sie friedliche Mittel. Umgekehrt führen friedliche Mittel zu friedlichen Resultaten.

Es geht im Weltbild des Huna niemals um »richtig« oder »falsch«, sondern immer darum, ob etwas im jeweiligen Kontext passend, geeignet oder angemessen ist. Dieser Gedanke durchdringt alle Huna-Prinzipien. Harmonie ist das Maß für die Wirksamkeit, und das Maß für Ihre Wahrheit ist Ihre Erfahrung.

Dora hat im Sinne von Pono angemessen und richtig gehandelt. Mit friedlichen Mitteln hat sie ein friedliches Ergebnis erzielt. Sie hat mit ihrer Methode die Harmonie und das Glück bei allen Beteiligten vermehrt. Sie war flexibel und hat sich ermächtigt, anders als bisher mit der Situation umzugehen. Damit hat sie auch ihren Freundinnen Impulse gegeben, flexibel zu sein.

Umgang mit Enttäuschungen

Etwas aus Angst vor Enttäuschungen nicht zu tun oder es nicht mit Freude anzugehen, schadet mehr als dass es guttut. Wir nehmen uns zurück, weil wir Unglücklichsein vermeiden wollen. Wir haben dann einfach Angst davor, uns schlecht zu fühlen, und trauen uns nicht zu, mit einer möglichen Enttäuschung umzugehen. Sie erinnern sich, dass dann Angst auftaucht, wenn wir die Verbindung zu unserem Mana verloren haben. Wir haben die Angst ermächtigt, statt uns zu ermächtigen.

Was sind überhaupt Enttäuschungen? Nichts weiter als Vorstellungen und Erwartungen, die sich nicht oder nicht in dem von uns gewünschten Maße

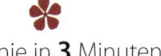

erfüllt haben. Na und! Dann ändern Sie eben Ihre Vorstellungen ab, oder Sie suchen einen anderen Weg. Egal, was Sie machen, die Grundlage ist, sich selbst zu ermächtigen, sodass Sie mit den Ergebnissen umgehen können. Sie nehmen den Enttäuschungen die Dramatik, betrachten sie als etwas Unspektakuläres und richten Ihren Fokus wieder auf angenehme Dinge.

Behalten Sie Ihr Ziel im Auge, und nicht mögliche Stolpersteine. Erinnern Sie sich an Makia, Sie steuern das Auto! Alles hat etwas Positives, und Wege, etwas zu verbessern, gibt es in endloser Vielfalt. Sie wissen ja, wenn es noch nicht gut ist, dann ist es auch noch nicht zu Ende!

Greta hat sich auf den Ausflug zum Langlaufen gefreut. Als sie gerade die Skier aus dem Keller holen will, sagt ihr Partner, dass er doch keine Lust habe. Greta kann ihn nicht umstimmen. Kurz entschlossen ruft sie ihre Mutter an und bietet ihr an, sie zum Langlauf zu begleiten. Ihre Mutter freut sich über das Angebot, und gemeinsam genießen sie einen entspannten Tag im Schnee. Greta handelt flexibel und kann gut mit der Absage des Partners umgehen. Ihr Motto ist: »Erfreue dich an dem Schönen, das dir dieser Tag bietet.«

Angela ist Lehrerin und würde sich gerne beruflich verändern. Seit einigen Wochen geht ihr die Idee, behinderte Kinder zu unterrichten, nicht aus dem Kopf. Sie hat schon eine geeignete Institution im Auge. Gleichzeitig fürchtet sie sich davor, den Anruf zu tätigen, weil sie nicht weiß, ob sie mit einem möglichen »Vielen Dank für ihre Anfrage, wie haben momentan keine Stelle frei« umgehen kann. Eine Absage wäre für Angela ein Zeichen dafür, dass sie für eine solche Stelle nicht geeignet ist oder dass sie die falsche Idee hatte. Das würde sie mutlos und traurig machen. Angela macht ihr Lebensglück von diesem Anruf abhängig.

Pono schenkt Angela folgende Sichtweise: »Nie versagst du, nur dein Plan oder deine Methode. Es gibt keine Fehler, es gibt nur Feedback!« Diese Aussagen bedeuten für Angela, dass sie keine Versagensängste haben muss, weil sie nie versagen kann. Damit verliert der Anruf seine Bedeutungsschwere. Angela kann im Falle einer Absage neue Pläne schmieden und sich gut fühlen.

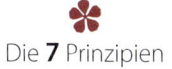

Die **7** Prinzipien

Was ist Flexibilität?

Pono gibt Ihnen die Kraft von Flexibilität und Biegsamkeit und verändert rigides und starres Denken. Für jedes Problem gibt es mehr als eine Lösung. Freuen Sie sich von ganzem Herzen, wenn Sie Ihr Weg zum Ziel führt, und wenn nicht, dann suchen Sie einen anderen Weg. Wenn Ihnen Ihr Ziel wichtig ist, geben Sie nicht auf, sondern ändern Sie einfach Ihren Ansatz.

Wenn etwas nicht funktioniert, machen Sie etwas, was Sie noch nicht versucht haben. Halten Sie nicht an einer Methode oder einem Plan fest, nur weil er Ihnen gefällt und in der Vergangenheit oder bei jemand anderem funktioniert hat. Und kommen Sie schon gar nicht auf die Idee, sich als Versager zu fühlen, nur weil ein Plan nicht aufgegangen ist. Der Plan hat nicht funktioniert, Sie hingegen funktionieren immer!

Huna-Anwender sind keine Theoretiker oder Wissenschaftler, sie sind Berater und bieten eine Fülle an Wegen und Techniken an. Sie nutzen jede Methode und jeden Ansatz, der dazu beiträgt, eine Heilung herbeizuführen. Sie trauen sich, Methoden auszuprobieren, und prüfen ihre Wirkung. Sie ermächtigen und vertrauen sich und lassen sich nicht von einem System einengen oder ordnen sich Systemen unter.

In Heilbehandlungen orientiere ich mich am Weltbild des Klienten. So arbeite ich in einer Sitzung mit dem Glauben an Wiedergeburt, und in einer anderen Sitzung spielen Himmel und Hölle, die Engel, die Astrologie und vieles andere mehr eine Rolle. Mein eigenes Weltbild spielt dann eine untergeordnete Rolle. Ich orientiere mich an der Sichtweise meiner Klienten. Flexibilität als Heiler bedeutet, mich in das Glaubenssystem des Klienten hineinzubegeben, um diesen zu unterstützen, sich selbst zu heilen. Heilung ist das Ziel und Wirksamkeit das Kriterium. Im Huna geht es nie darum, zu beweisen, dass ein bestimmtes System oder eine Sichtweise das oder die Beste ist. Alle Systeme sind beliebig. Ich mache von dem Gebrauch, was bei diesem Menschen funktioniert.

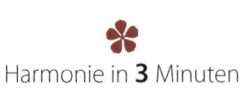
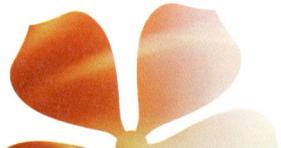

Die Integration der Prinzipien in die Heilarbeit und nicht das Anwenden einer bestimmten Methode steht im Vordergrund. Das unterstützt Ihre persönliche Entwicklung, denn Sie können die sieben Prinzipien mit jeder Heilmethode kombinieren. Da alle Systeme und Philosophien willkürlich sind, wählen Sie aus, was für Sie in Frage kommt. Sie sind frei, sich aus allen Methoden und Systemen zu bedienen, einzelne Aspekte zu nutzen und Methoden anzupassen. Huna zwingt Sie nie, sich für eine Methode zu entscheiden. Sie bewegen sich frei im weiten Feld der Möglichkeiten!

Wenn eine Methode für Sie funktioniert, dann verwenden Sie die positiven und nützlichen Aspekte dieser Methode, um einen wirksamen Raum für Heilung zu schaffen. Die einzige Voraussetzung ist, dass Sie mit Mitteln arbeiten, die das Glück und die Harmonie bei allen Beteiligten vermehren.

Martin beschäftigt sich mit Edelsteinen, Bachblüten, Heilkräutern und Quantenheilung. Er ist unsicher, ob er diese Methoden ins Huna integrieren kann. Natürlich kann er das! Egal, was er macht und wie er es macht, wenn es funktioniert, ist es (richtig) Huna.

Elena hat einen guten Zugang zu Engeln, sie benutzt gerne ihre Engelkarten und macht Engelmeditationen. Engel sind gute Helfergeister für sie. Wenn ich den Weg des geringsten Widerstandes gehen will, dann nehme ich das, was beim Klienten schon vorhanden ist, als Basis für die Heilarbeit. Also wandle ich meine Methoden um und integriere die Engel in unsere Arbeit. Dieser Weg ist heilsamer, weil ich Elena nicht zuvor von meinem System überzeugen muss, damit keinen Widerstand zu überwinden habe oder gar den Widerstand gar nicht überwinden kann. Andernfalls würde die Heilkraft im Widerstand verpuffen. Wenn der Heiler flexibel ist, ist es der Patient auch!

Louisa beschäftigt sich schon lange mit Astrologie und weiß sehr viel darüber. Sie erklärt mir ihre aktuelle Situation anhand ihres Horoskops. Flexibel wie ich bin, arbeiten wir in der Heilbehandlung mit den Symbolen, Tierkreiszeichen und Planeten. Das erleichtert die Heilarbeit, weil ich Louisa da abhole, wo sie gerade steht.

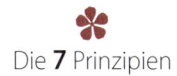

1. Meditieren Sie mit einem Gummiband, dehnen Sie es in alle Richtungen, und staunen Sie über seine Flexibilität. Wie geht es Ihnen danach?

2. Trainieren Sie Ihre Flexibilität, und gehen Sie auf Schatzsuche. Schließen Sie Ihre Augen, und stellen Sie sich einen riesigen Diamanten vor, der mitten im Dschungel liegt. Um den Diamanten herum liegen große, hungrige Krokodile, fleischfressende Pflanzen wachsen dort, und Kannibalen die auf Menschenfutter warten, gibt es ebenfalls. Der Diamant steht sinnbildlich für etwas, was Sie erreichen möchten. Jetzt dürfen Sie Ihre ganze Fantasie und Kreativität nutzen, um sich fünf verschiedene Wege zu suchen, wie Sie zu diesem Diamant gelangen können, ohne dabei Schaden zu nehmen. Alles ist möglich, lassen Sie sich überraschen, was Ihnen alles einfällt! Spüren Sie mehr Wohlgefühl nach dieser Übung?

Harmonie schaffen und heilend wirken

Während Sie das Leben erforschen, ist Ihr Bestreben, Harmonie zu schaffen und heilend zu wirken. Sie brauchen in Ihrem Leben nicht alles richtig zu machen, nur immer wieder achtsam zu schauen, wo Sie gerade stehen, welchen Weg Sie weitergehen wollen und sich darauf ausrichten, heilend zu wirken. Dann leben Sie im Sinne von Pono. Dabei korrigieren Sie das, was nicht gut ist, stellen das, was unrichtig ist, richtig und heilen sich und andere.

Harmonie ist für alle Menschen ein Grundbedürfnis. Mit Harmonie verbinde ich eine angenehme und wertschätzende Interaktion zwischen Menschen und ihrem Umfeld. Wir sind uns unserer gegenseitigen Abhängigkeit und Verbundenheit bewusst. Am einfachsten ist es, bei sich selbst zu beginnen und die Harmonie in sich zu vergrößern. Damit vermehrt sich die Freude und Liebe in Ihrem Leben, und Sie werden andere damit anstecken. Wenn etwas harmonischer als zuvor ist, dann ist es Ihnen gelungen, die vorhandene Spannung zu reduzieren oder das schon bestehende Wohlgefühl zu erhöhen.

Wenn wir das Wort »Harmonie« hören, denken wir an Einklang, Frieden, entspanntes Sein oder eine konfliktfreie Beziehung. Das wäre perfekt, und langweilig zugleich. Wir würden nichts lernen können, könnten unsere Kreativität nicht einsetzen, um uns aus einer misslichen Lage zu befreien und würden nicht das prickelnde Gefühl eines Erfolgserlebnisses erfahren.

Disharmonie gibt es in verschiedenen Bereichen unseres Lebens immer wieder. Sie schaffen Harmonie, wenn Sie Disharmonie reduzieren oder schon vorhandene Harmonie erhöhen. Egal, in welchem Ausmaß, das kleinste bisschen mehr Harmonie zählt!

Elvira tut ihr rechtes Knie weh. Jeglicher Schmerz ist im Huna ein Zeichen von Disharmonie. Die Intensität des Schmerzes stuft sie auf einer Skala von 1 – 10 bei Stufe 6 ein. Nachdem Elvira zwei Minuten lang ihren Körper gelobt hat, hat sich der Schmerz auf Stufe 5 reduziert. Elvira denkt: »Das hat nicht viel gebracht.« Hat es doch! Denn etwas Entscheidendes ist passiert: Elvira hat den Schalter umgelegt und erste Weichen in Richtung Heilung gestellt. Ihr Körper ist ihrem Wunsch, den Schmerz zu reduzieren, gefolgt. Damit hat Elvira die Harmonie zwischen sich und ihrem Körper erhöht. Sie kann jetzt weiter loben oder einfach abwarten, ob ihr Körper den Heilimpuls von selbst intensiviert. Auf jeden Fall kann sie sich darüber freuen, dass sie erfolgreich war.

Destruktives Denken fördert Destruktivität, und Freude bringt noch mehr Freude. Wenn Sie es schaffen, sich immer mehr auf das Positive zu konzentrieren, und sich eines Tages nur noch an die guten Aspekte eines unangenehmen Erlebnisses erinnern, dann geschieht Heilung. Wenn Sie sich wirklich darauf ausrichten, dann verändert sich das Negative, es verblasst, verliert an Bedeutung und verschwindet aus Ihrem Leben.

Harmonie ist in Beziehungen jeglicher Art ein Dauerthema. Vielleicht sind auch Ihnen folgende Ratschläge und Sichtweisen vertraut: »Mach es doch um des lieben Friedens willen«, »Sei der Klügere, und gib nach«, »Du kennst sie ja, sie ist eben so«, »Wenn es meinem Partner nicht gut geht,

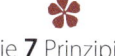

wäre es unfair, wenn ich meine Zeit genieße«. Das führt zu Scheinharmonie und falscher Rücksichtnahme. Oberflächlich betrachtet ist alles gut, alles ist rosarot, doch in Ihnen rumort es. Sie erkennen die Scheinharmonie daran, dass sie ein ungutes Gefühl oder Anspannung in Ihnen hervorruft. Harmonie dagegen ist entspanntes Sein oder eine tolerierte Disharmonie, indem Sie einer Situation erlauben, zu sein, wie sie ist, und sich trotzdem gut dabei fühlen.

Während einer Ayurvedakur in Sri Lanka bekam ich einen Therapeuten zugeteilt, der mich erschaudern ließ. Mit schlurfenden Schritten kam ein untersetzter, fast zahnloser älterer Mann mit Glupschaugen in unterwürfiger Haltung auf mich zu. Von seiner Ausstrahlung her hätte ich ihn eher der Reeperbahn als dem Ayurveda zugeordnet. Dieser Mann sollte mich nun behandeln und berühren. Schreiend davon zu laufen, war nicht die Lösung. Also habe ich alle negativen Gefühle und Gedanken gewandelt, die Energie im Raum verändert und das Gute an ihm gelobt – was mir am Anfang richtig schwerfiel.

Eine Stelle am Rücken war während der Massage besonders schmerzhaft. Dort kam Wut zum Vorschein, die sich über die Jahre hinweg im Zusammenhang mit Unterwürfigkeit und meinem Sich-klein-Machen angesammelt hatte. Diese Wut über mich führte dazu, dass ich versucht war, den Therapeuten zu packen und aus dem Zimmer zu werfen. Die Massage brachte diese gespeicherte Wut zum Vorschein. Die erlöste Kraft hinter der Aggression war Selbstwert. Dank dieses Therapeuten konnte ich diese Wut auf mich wandeln und mein Selbstwertgefühl stärken.

Im Sinne von Pono habe ich keinen Scheinfrieden geschlossen (Scheinfriede: verspannt auf der Liege liegen und es über mich ergehen lassen). Im Gegenteil ich habe aktiv und willentlich die Harmonie in mir und zwischen mir und dem Therapeuten erhöht, um ihm entspannt begegnen zu können. Interessanterweise gab es nur noch eine weitere Begegnung, und dann war unsere gegenseitige Heilarbeit beendet.

Harmonie ist nicht passiv und geschieht nicht in einer Haltung des Unterordnens oder Unterwerfens. Harmonie erfordert zum einen eine willentliche, bewusste Entscheidung darüber, wie ich mit einer Situation umgehe, und zum anderen selbstbewusstes Auftreten und Handeln im Vertrauen auf meine Wirksamkeit. Ich habe mich dafür entschieden, mich mit diesem Therapeuten auf diese Art auseinanderzusetzen. Die Heilarbeit geschah im Vertrauen darauf, dass liebevolle Mittel zu einem liebevollen Ergebnis führen. So kann Harmonie heilend sein und zu einer generellen Lebensausrichtung werden.

Harmonie bedeutet, dass Dinge, Personen oder Umstände besser zusammenwirken. Es geht nicht um eine »Alles-ist-rosarot-Harmonie«. Jeder darf seine Ecken und Kanten behalten, doch wir lernen, besser damit umzugehen. Statt zu kämpfen, spielen wir, und statt zu fliehen, schließen wir Frieden mit einer Situation. Aus diesem Zustand heraus ist es leichter, richtig zu handeln. Dann wirken Unterschiede bereichernd und nicht einschränkend. Andersartigkeit ist dann einfach selbstverständlich, und Sie sind sich bewusst, dass Sie einen Platz im Universum einnehmen, den niemand besser ausfüllen kann als Sie. Diese Haltung gestehen Sie auch allen anderen Menschen zu.

Sie können sehr viel zur Harmonie beitragen, wenn Sie aufhören zu zweifeln. Wenn Sie Ihren Wert und Platz in dieser Welt infrage stellen, distanzieren Sie sich. Dann wird aus dem Spiel ein Kampf, aus dem Miteinander ein Gegeneinander. Eine gesunde Skepsis ist in manchen Situationen sicher gut. Gewöhnen Sie sich an, sich und andere in hohem Maße wertzuschätzen, und ersticken Sie Zweifel bezüglich Ihres Wertes oder des Wertes anderer im Keim. Sie wachsen über sich hinaus, indem Sie im Zusammensein mit anderen völlig Sie selbst sind.

Denken Sie positiv! Die Hawaiianer tun es auch! Hawaiianer sind pragmatisch. Sie denken positiv und verschwenden keine Zeit mit negativen Erwartungen. Das trägt dazu bei, dass sie mehr vergnügliche Lebenszeit haben. Der einfachste Weg für ein glückliches, freudvolles und produktives Leben ist positives Denken. Positives Denken hat nicht unbedingt ein gutes Image, denn auf den ersten Blick hört es sich an, als würden wir uns nur vormachen, alles sei in Ordnung. Richtiges positives Denken hingegen drückt sich in einer positiven Einstellung zum Leben aus. In allem ist etwas Positives zu sehen. Wenn Sie sich darauf ausrichten und Ihre innere und äußere Haltung übereinstimmen, erzeugt das Harmonie. Sie lachen, weil Sie glücklich sind und nicht, weil es Vorschrift ist und Sie eigentlich innerlich explodieren könnten. Ihre Mitmenschen spüren, ob Sie authentisch sind. Richten Sie Ihren Blick tagsüber immer wieder auf alles Positive in sich und um Sie herum.

Egal, was Sie tun, tun Sie es in Liebe, und seien Sie »gut« in dem, was Sie tun. Tun Sie das, was Sie für »gut« halten, und erwarten Sie das Beste. Pono ist vielleicht das wichtigste Prinzip, denn es hält das ganze System zusammen. Es geht im Huna nie darum, recht zu haben, sondern das zu tun, was in der jeweiligen Situation am Nützlichsten ist. Das Ziel Ihrer Arbeit mit Huna ist, dass sich die Harmonie bei allen Beteiligten erhöht.

Übung

Die folgenden Gedanken von Ralph Waldo Emerson, einem amerikanischen Philosophen, sind es wert, sie zu reflektieren. Emerson hat folgende Gedanken dazu, was ein erfolgreiches Leben ausmacht:

* häufig lachen und spielerisch an das Leben herangehen
* die Zuneigung von Kindern gewinnen
* häufig die Schönheit und Großartigkeit der Welt wertschätzen und in anderen das Beste sehen
* die Welt ein wenig besser zurücklassen, sei es durch ein Kind, einen schönen Garten oder eine Situation, in der wir unser Bestes gegeben haben. Erhöht sich Ihr Wohlgefühl, wenn Sie diese Gedanken in sich bewegen?

Kanaloa-Zustand

In der hawaiianischen Mythologie ist Kanaloa der Gott des Ozeans. Wenn Sie in sein Auge blicken könnten, würden Sie das Bild auf der rechten Seite sehen. Kanaloa bedeutet einfach »da sein«, große Friedlichkeit, absolutes Vertrauen, Bewusstheit und Freiheit. Kanaloa repräsentiert das Zentrum des Universums in Ihnen selbst. Ein Ort der Stille und des vollkommenen Vertrauens.

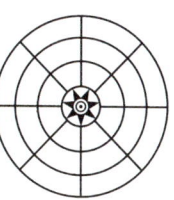

Kanaloa ist ein Stadium der Harmonie, das dynamisch ist. Wir sind mal mehr und mal weniger »Kanaloa«, je nach Lebensumstand. Jeder Mensch verfügt über die Fähigkeit, im Kanaloa-Zustand zu sein. Sie müssen diesen Zustand nicht als etwas Unerreichbares verstehen oder als etwas, was nur erleuchteten Menschen möglich ist. Im Gegenteil: Der Zustand ist Ihnen sehr vertraut, Sie haben ihm bisher nur wenig Beachtung geschenkt. Doch in all den Momenten ihres Leben, in denen Sie fröhlich, gelassen, zufrieden, entspannt, vertrauensvoll sind oder sich einfach wohlfühlen, sind Sie im Kanaloa-Zustand. Wenn Sie Schmerzen haben, wütend oder angstvoll sind, unangenehmen Gedanken nachhängen, dann verlassen Sie diesen Zustand. Doch Sie können immer wieder dorthin zurückkehren.

Übungen: Heilarbeit mit dem Auge des Kanaloa

1. Betrachten Sie zwei Minuten lang das Auge von Kanaloa. Welche Veränderungen nehmen Sie in sich wahr?
2. Betrachten Sie das Auge von Kanaloa für zwei bis drei Minuten, und bitten Sie um einen Impuls zu einem Anliegen Ihrer Wahl? Setzen Sie sich nicht unter Druck, und erwarten Sie keine sofortige Antwort. Verweilen Sie. Wenn ein Impuls gleich kommt, ist das schön, wenn nicht, dann halten Sie die Augen weiter offen. Das Universum hat viele Wege, seine Botschaften mitzuteilen. Was nehmen Sie wahr?

Was ist Erfolg?

Erfolg ist, was Sie für sich als Erfolg definieren. Im Falle von Huna ist Erfolg verbunden mit der Frage: »Funktioniert es?« Wenn es das tut, wird es in diesem Moment zu Ihrer Wahrheit. Ein Huna-Praktizierender ist frei, seine Haltung zu wechseln und seine Glaubenssysteme zu ändern, um den bestmöglichen Effekt in der jeweiligen Situation zu erreichen.

Ist es wahr, dass Dora aus der Anfangsgeschichte Heilung erreicht hat? Hat sie durch die Harmonisierung ihres Zustandes die Heilung von Barbara unterstützt? Ja, weil sie es erfahren hat. Die gesamte Situation hat sich spürbar zum Positiven verändert. Erfolg wird im Huna mit folgenden Fragen verknüpft: »Wie geht es mir jetzt?« »Was habe ich oder die Beteiligten gewonnen?« »Was hat sich positiv verändert?« Lernen Sie, die gewöhnliche Realität auf ungewöhnliche Weise zu sehen. Dadurch wird Ihr Leben zu einem fantastischen Abenteuer!

Erinnern Sie sich an das Beispiel von Elvira und die Linderung ihrer Knieschmerzen. Aus der Sicht von Pono war sie erfolgreich. Sie hat es geschafft, ihren Schmerz um einen Punkt zu vermindern. Wenn sie diesen Erfolg anerkennt und ihren Fokus darauf richtet, kann sich das Gute weiter vermehren. Es bedarf einer gedanklichen Neuausrichtung, auch die scheinbar kleinen Erfolge richtig wertzuschätzen. Das sind potenzielle Samen dynamischer Lebenskraft, und sie wollen mit unserer Aufmerksamkeit keimen und wachsen.

Praktische Umsetzung

Wenn Harmonie das Maß für die Wirksamkeit Ihres Wirkens ist und die Menschen eine natürliche Tendenz zu mehr Harmonie haben, dann werden Sie umso erfolgreicher sein, je mehr Harmonie Sie für sich und andere erzeugen. Echte Harmonieerzeuger sind beliebt und gefragt!

Sie vermehren Pono, wenn Sie das größte Glück, für die größtmögliche Anzahl von Menschen anstreben. Das ist ein Glück, dass nicht gewogen oder gemessen werden kann. Es ist das Gefühl von Glück, das durch Ihr Handeln und Wirken bei Ihnen und anderen entsteht. In diesem Sinne zeigt sich die Wirksamkeit Ihres Wirkens an den Ergebnissen bei allen Beteiligten.

Im Sommer 2013 war ich in Kambodscha, um mit Freunden aus Hawaii eine Schule für kambodschanische Kinder zu bauen, in der sie Englisch lernen konnten. Ich suchte einen Weg, mit dem schwül-heißen Klima zurechtzukommen, wollte mich aber weiter von Rohkost ernähren und mit ganzem Einsatz mithelfen. Vor der Reise kam mir die Idee, dass ich einfach nur in Harmonie mit allem sein müsse, damit es mir gut ginge und ich gesund und kraftvoll sein könnte. Das fühlte sich für mich so schlüssig an, dass ich es während meiner Zeit in Kambodscha ausprobierte.

So richtete ich mich jeden Morgen darauf aus, in Harmonie zu sein mit allem, was um mich herum war, was mir gefiel und nicht gefiel. Ich heilte Beziehungen jeglicher Art: meine Beziehung zur Hitze, zum Straßenlärm, zu den fremden Düften, den schlechten hygienischen Zuständen, zum Land, seinen Bewohnern, ihren Lebensumständen und zu vielem mehr.

Meine These, »Wenn ich mit dem Außen in Harmonie bin, dann kann ich alles ungewaschen und ungeschält essen, passe mich automatisch an die Hitze und hohe Luftfeuchtigkeit an, bleibe gesund und kann tatkräftig mit anpacken«, ist aufgegangen!

War ich aus Sicht von Pono erfolgreich?

Ich habe viele neue Erkenntnisse gewonnen, mein Selbstvertrauen, mein Leben zu beeinflussen, hat sich erhöht. Ich konnte tatkräftig mit anpacken, weil mich weder das Klima noch eine Erkrankung beeinträchtigten. Die Erfahrung, was möglich ist, wenn fünf Menschen eine Woche lang an einem Strang ziehen, hat mich verändert. Wir haben es geschafft, für 60 Kinder und ein Lehrerehepaar eine Schule zu bauen, haben zusammen gekocht und gespielt, unsere Unterschiedlichkeiten entdeckt und viel gelacht. Dabei haben wir alle voneinander profitiert und gelernt. Ich erinnere mich noch gut, dass ich nach 43 Jahren wieder über ein schwingendes Seil gehüpft bin,

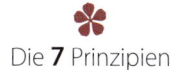

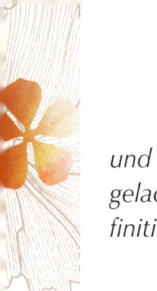

und was haben die Kinder und ich über meinen etwas holprigen Versuch gelacht. Die Harmonie und Liebe zwischen allen Beteiligten hatte sich definitiv vergrößert.

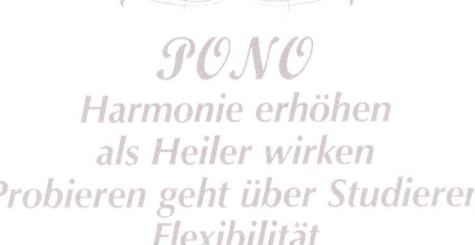

PONO
Harmonie erhöhen
als Heiler wirken
Probieren geht über Studieren
Flexibilität

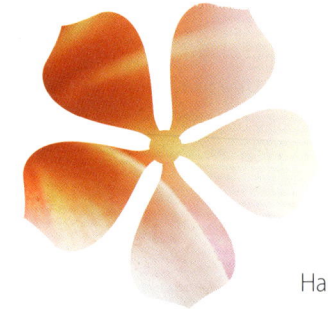

Alle 7 Prinzipien – Ihr Heilpaket schnüren

Sie kennen jetzt alle sieben Prinzipien. Damit haben Sie ein Werkzeug an der Hand, um mit allen Methoden zu arbeiten und sich Ihre eigenen Heilmethoden zu schaffen. Heilung geschieht, wenn Sie alle sieben Prinzipien im Heilungsprozess integriert haben.

Ganz egal, welche Methode oder welches System Sie benutzen, integrieren Sie die sieben Prinzipien, damit sich die Wirksamkeit erhöht. Wenn das Ergebnis einer Heilarbeit noch nicht so ist, wie Sie es sich wünschen, dann beginnen Sie einen neuen Prozess. Fangen Sie wieder mit Ike an, und beobachten Sie Ihre Gedanken und Gefühle. Nutzen Sie Kala, und verändern Sie Regeln, justieren Sie mit Makia Ihren Fokus, und erlauben Sie Manawa Sie ins Jetzt zu bringen und Ihre Präsenz zu erhöhen. Aloha unterstützt Sie, die Liebe zu sich und allem zu erhöhen, und Mana erinnert Sie an Ihre Macht, Einfluss zu nehmen. Mit Flexibilität und der Frage »Wie geht es mir jetzt?« beenden Sie den Prozess.

Zusammenspiel der 7 Prinzipien

Lassen Sie uns noch einmal einen Blick zurückwerfen zu Pono und der Einstiegsgeschichte vom Wanderwochenende. Anhand dieser Geschichte können Sie das Zusammenspiel der sieben Prinzipien und wie Dora sie angewandt hat gut nachvollziehen:

Ike	Dora beobachtet ihre Gefühle und Gedanken, ihre Stimmung, ihr Verhalten und was dabei mit ihr passiert.
Kala	Wir sind alle miteinander verbunden, und heilende Impulse finden ihren Weg. Dora befreit sich aus der gedrückten Stimmung und gibt mit ihrer neuen Ausrichtung auch heilende Impulse zu den anderen Frauen.

Makia	Wo liegt der Fokus? Bei der Migräne, der Natur oder beim Wanderwochenende? Dora setzt den Fokus auf ein harmonisches Miteinander.
Manawa	Dora entscheidet bewusst, im Jetzt zu sein und das Jetzt mit allen Sinnen zu spüren.
Aloha	Dora akzeptiert Barbara so, wie sie ist und sich gerade gibt. Ebenso akzeptiert sie ihre eigenen Bedürfnisse nach einem Wohlfühlwochenende. Sie leitet den Wohlfühlprozess ein, indem sie das Schöne um sich herum wahrnimmt und wertschätzt.
Mana	Dora ermächtigt sich zum Wohlfühlen, vertraut sich und der gewählten Methode.
Pono	Anhand des Ergebnisses erkennt sie, dass sie »richtig« gehandelt hat.

Die 7 Prinzipien bei Grippe

Schauen wir uns ein ganz einfaches Beispiel an, wie Sie die sieben Prinzipien in den Heilungsprozess einer körperlichen Erkrankung integrieren können: Nehmen wir an, Sie hat die Grippe so richtig erwischt, und Ihr Hausarzt verschreibt Ihnen ein Antibiotikum. Sie sind entschlossen, wieder fit zu werden und das Antibiotikum zu nehmen.

Ike	Was denken Sie über dieses Medikament? Wie schätzen Sie Ihren Zustand ein? Was meinen Sie, wie lange Sie krank sein werden?
Kala	Welche Sichtweise könnte jetzt nützlich für Sie sein?

Makia	Was wollen Sie mit dem Antibiotikum erreichen? Wobei soll es Sie unterstützen? Was ist Ihr konkretes Ziel?
Manawa	Vergessen Sie die Aussage Ihres Arztes, dass dieser Grippevirus besonders hartnäckig sei, und stellen Sie sich jetzt darauf ein, wieder ganz gesund zu sein. Wecken Sie Erinnerungen an spontane Heilungen, und segnen Sie jeden kleinen Fortschritt, der sich bemerkbar macht.
Aloha	Verstärken Sie alles, was gesund ist, in sich und um Sie herum, indem Sie es loben und wertschätzen.
Mana	Ermächtigen Sie sich, einen reibungslosen und raschen Heilungsprozess zu initiieren.
Pono	Seien Sie flexibel, kombinieren Sie Schulmedizin und Hausmittel, und tun Sie das, was die Harmonie in Ihnen fördert.

Die 7 Prinzipien zur Unterstützung der Wirkung einer Massage

Sie können die Wirkung einer Massage oder einer ähnlichen Behandlung mit den 7 Prinzipien verstärken. Das geht einfach, und hier ist eine Idee, wie Sie dabei vorgehen können.

Ike	Wie geht es Ihnen vor Beginn der Behandlung? Was denken Sie über den Therapeuten und Ihre Erfolgsaussichten?

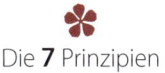

Kala	Wo immer Sie Anspannung im Körper wahrnehmen, entspannen Sie diese Stellen. Machen Sie sich zur Regel, dass Sie Verantwortung für Ihre Heilung haben.
Makia	Welches Ziel wollen Sie mit der Massage erreichen? Konzentrieren Sie sich während der Behandlung darauf.
Manawa	Unterstützen Sie die Arbeit des Therapeuten, indem Sie sich bewusst entspannen und mit allen Sinnen das Jetzt wahrnehmen.
Aloha	Erhöhen Sie die Liebe zwischen sich und Ihrem Körper, danken Sie ihm für das, was er tagtäglich tut.
Mana	Ermächtigen Sie sich und den Therapeuten, mit dieser Behandlung das beste Ergebnis zu erzielen.
Pono	Wie geht es Ihnen jetzt? Was hat sich verändert?

Heilarbeit für Sie

Am Beispiel von Ines möchte ich Ihnen nun zeigen, wie Sie eigenständig für sich an einem Thema Ihrer Wahl mit den sieben Prinzipien arbeiten können:

Thomas, Ines' Ehemann, hat immer wieder unvermittelt Phasen, in denen er eine verbale Aggression an den Tag legt, mit der Ines nicht umgehen kann. Meistens enden diese Phasen im Streit und hinterlassen bei Ines das Gefühl, dass ihr Mann ihr damit bewusst seelischen Schmerz zufügen will. Ines arbeitet an diesem Thema mithilfe der sieben Prinzipien. Ihr Ziel ist es, entspannter und gelassener mit den Aggressionen ihres Mannes umzugehen und sie nicht persönlich zu nehmen.

Ike

Ines erinnert sich an Situationen, in der ihr Mann sie verbal angreift, und beobachtet ihren Körper und ihre Gefühle. Sie spürt Angst, weiß nicht, was sie tun soll, und nimmt ihren Hals und ihre Kehle wie zugeschnürt wahr.

Kala

Als nächstes arbeitet Ines mit dem Symbol des zugeschnürten Halses, befreit sich davon, indem sie die Schnüre ganz löst. Sie spürt nach, was sie genau befreit hat, und entdeckt die Kraft von Großzügigkeit und Humor.

Makia

Ines konzentriert sich so lange auf diese Kräfte, bis sie ein Wohlgefühl im ganzen Körper wahrnimmt.

Manawa

Ines stellt sich vor, wie sie ihrem Mann mit diesen Kräften neu begegnet und wie sie sich ihm gegenüber dann verhält. Sobald dabei Erinnerungen an vorheriges Erleben auftauchen, radiert sie diese aus.

Aloha

Sie segnet alles, was gut ist an ihr, ihrem Mann und ihrer Beziehung.

Mana

Mit einem Piko-Piko-Atemzug ermächtigt sich Ines, die Wandlung im Alltag zu vollziehen.

Pono

Ines prüft, was sich in ihrem Körper und in ihren Gefühlen verändert hat. Sie spürt Wärme und Zuversicht.

Nach einigen Wochen treffe ich Ines wieder. Sie berichtet von positiven Fortschritten. Mit dem Prinzip Kala, die Wandlung der Angst in die Großzügigkeit, hatte sie Schwierigkeiten. Diese Schwierigkeiten hat sie mit dem Satz »Ich segne meine Vergangenheit« behoben, durch ihn gelingt ihr die Wandlung der Angst.

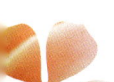

Ines freut sich über die von ihr bewirkten positiven Veränderungen. Sie hätte nicht gedacht, dass sie einmal entspannt mit den verbalen Aggressionen ihres Mannes umgehen kann. Jetzt möchte sie den Weg weitergehen, um die Harmonie in ihrer Beziehung weiter zu verstärken. Wieder arbeiten wir mit den sieben Prinzipien.

Ike	Ines ruft sich die aktuelle Situation ins Gedächtnis und beobachtet sich. Sie nimmt wahr, dass ein Teil von ihr der Meinung ist, sie habe diese Aggressivität ihres Mannes verdient.
Kala	Hat diese Regel einen Nutzen für sie? Ines erkennt, dass sich zu bestrafen nicht zu Heilung führt. Die Haltung »Ich segne meine Vergangenheit« bekommt dadurch ein neues Gewicht und erleichtert ihr den Weg zu einer neuen Regel: »Ich bin ein wertvoller Mensch.«
Makia	Ines konzentriert sich auf diese neue Haltung, wertvoll zu sein.
Manawa	Wann immer Zweifel und alte Erinnerungen auftauchen, geht sie bewusst ins Jetzt und ruft sich die positiven Veränderungen der letzten Wochen ins Gedächtnis.
Aloha	Ines erkennt, dass es ihr und ihrer Beziehung guttut, ihre Selbstliebe zu stärken. Sie beginnt damit, sich täglich ein bis zwei Minuten lang zu loben.
Mana	Ines stärkt ihr Selbstvertrauen, indem sie sich immer wieder bewusst macht, dass sie die neuen Samen ihrer Beziehung gesät hat. Dies gelang ihr, indem sie sich ermächtigt hat, Veränderungen einzuleiten.

Pono

Ines prüft, wie es ihr nun geht. Niemand kann besser beurteilen, was sie zum Wohlfühlen braucht, als sie selbst. Sie fühlt sich frisch und unternehmungslustig und schickt ihrem Mann eine SMS mit dem Vorschlag, heute mit ihr essen zu gehen, einfach so.

Sie kennen nun alle sieben Prinzipien, wissen, wie sie zusammenspielen und wie ein Heilungsprozess aussehen kann. Eine spielerische Art, mit den sieben Prinzipien zu arbeiten, bieten Ihnen die 36 Heilübungen im zweiten Teil dieses Buches. Zuvor gehe ich auf die Themen Energie, Widerstand und Lebensfreude ein. Das dient zur Abrundung aller wichtigen Hintergrundinformationen zu den Heilübungen und erweitert Ihr Wissen über Huna.

Huna und Energie –
Heben Sie Ihr Energieniveau an!

Energie ist ein zentrales Thema in unserem Leben. Ich möchte Sie mit dem Energiekonzept von Huna vertraut machen und Ihnen anbieten, Energie aus einem neuen Blickwinkel zu betrachten. Dieser Blickwinkel ist Ihnen von Nutzen, wenn Sie Ihr Energieniveau dauerhaft anheben wollen.

Sie sind Energie, alles ist Energie und schöpft aus der unendlichen Quelle des Universums. Diese universelle Energie können Sie erleben, lenken, wandeln und aktivieren. Ohne Energie gibt es kein Leben, keine Entwicklung und keine Fortbewegung. Am Umgang mit Energie zeigt sich, wie machtvoll jemand bzw. wie groß seine energetische Einflussnahme ist.

Übung: Energie spüren

Halten Sie Ihre Hände im Abstand von 15–20 cm vor Ihrem Körper, die Handflächen sind einander zugewandt. Konzentrieren Sie sich

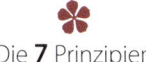

auf den Raum zwischen Ihren Handflächen. Atmen Sie ein und aus, mit der Aufmerksamkeit bei dem Raum zwischen Ihren Handflächen. Tun Sie das einige Male. Bewegen Sie nun die Handflächen in schwingenden Bewegungen aufeinander zu und wieder voneinander weg, Sie werden dabei Widerstand, Wärme oder ein Kribbeln spüren. Was Sie spüren, ist Energie.

Eine neue Energiebrille aufsetzen

Gleich zu Beginn lade ich Sie ein, Energie anders zu sehen als bisher, sozusagen eine neue Energiebrille aufzusetzen. Diese neue Brille wird Ihnen helfen, einen besseren Zugang zur Energie zu bekommen, energievoller zu sein und effektiver mit Energie umzugehen.

Aus Sicht Ihrer alten Energiebrille könnten folgende Aussagen für Sie gültig gewesen sein: »Energie kann man aufbewahren und ansammeln«, »Energie kann verloren gehen oder abgesaugt werden«, »Energie ist sauber oder verunreinigt, macht gesund oder schwach, ist positiv oder negativ«, »Vor Energie muss man sich schützen«, »Energie kann man abblocken«. Diese Brille begrenzt Sie und Ihren Energiefluss.

Setzen Sie nun die neue Brille auf, und Ihr Abenteuer, energievoller zu werden, kann beginnen.

Welche Vorteile hat ein höheres Energieniveau für Sie?

* Sie sind wirkungsvoller und verstärken Ihren Einfluss.
* Sie verstärken Ihre mentale Kraft.
* Sie steigern Ihr Lernvermögen.
* Sie finden leichter und schneller Zugang zu Ihrer Intuition.
* Sie steigern Ihre Konzentrations- und Imaginationsfähigkeiten.
* Sie erhöhen Ihre körperliche Leistungsfähigkeit.
* Sie werden von Ihrer Umgebung verstärkt wahrgenommen.

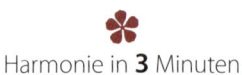

Energie und Resonanz

❄ Energie ist Bewegung und Veränderung.

❄ Es gibt unzählige Energiemuster, die Art des Musters bestimmt, wie die Energie sich manifestiert.

❄ Energie bewegt sich in Wellen, und Wellen erzeugen wiederum Wellen.

❄ Die Natur von Wellen ist, sich durch Dinge hindurchzubewegen. Sie bewegen sich konstant in Energiefelder hinein und hinaus, beeinflussen und werden beeinflusst.

❄ Energiefelder können Sie beeinflussen. Der Einfluss ist umso größer, je stärker Ihre Resonanz ist. Wenn Sie nicht in Resonanz sind, haben Energiefelder keinen Einfluss.

Arno fühlt sich auf der Geburtstagsparty seines Freundes pudelwohl. Laute Musik, sich gehen lassen, den Alltag vergessen und ein paar Bierchen trinken sind genau sein Ding. Deshalb ist seine Resonanz dazu sehr groß. Kathi, Arnos Frau, mag diese Party nicht. Sie findet weder Gefallen an der Musik, noch am Alkohol oder an anderen Ausschweifungen. Ihre Resonanz zu diesen Energien ist gering. Neben Kathi gibt es noch drei weitere Personen, denen es genauso geht. Gemeinsam sitzen sie im Garten und erzählen sich Geschichten aus ihrem Leben. Alle vier kannten sich vorher nicht, doch die gemeinsame Resonanz zu Austausch und Ruhe hat sie zusammengeführt.

Elke kommt mit einem neuen Haarschnitt vom Friseur und bekommt viele Komplimente. Doris, ihre Kollegin, legt sich zwei Wochen später fast den gleichen Haarschnitt zu. Vermutlich war die gemeinsame Resonanz zu den Komplimenten der Grund dafür.

Im Huna gibt es keine Zufälle, sondern Resonanzen zu Energiefeldern. Das ist der Grund, warum uns Menschen, Dinge und Informationen begegnen, uns berühren und Spuren in uns hinterlassen.

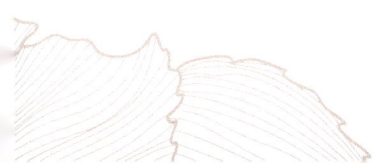
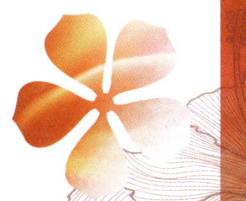

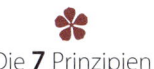

Energie und Einfluss

Alles im Universum ist über ein energetisches Netzwerk miteinander verbunden. Die Energiefelder anderer Menschen können Sie beeinflussen. Ihr Umfeld nimmt Ihre Informationswelle auf und reagiert darauf. Die Reaktion kann negativ oder positiv sein, je nach dem ob Ihre Energiewelle zu deren Feld »passt« oder nicht.

Tim, Karsten und Klara sind Kollegen. Sie treffen sich in der Kantine zum Mittagessen. Tim ist aufgebracht über die Sparmaßnahmen der Geschäftsleitung und äußert seine Bedenken, dass diese zu Entlassungen führen könnten. Tim sendet Energiewellen mit den Informationen »Wut« und »Angst«. Klara, die von Natur aus ängstlich und pessimistisch ist, schnürt es dabei den Magen zu, und sie lässt ihren Teller halbvoll stehen. Sie ist mit den Energiewellen von Tim in Resonanz gegangen und hat damit ihre Angst verstärkt, weil sie zu ihrer ängstlichen Grundausrichtung passen. Karsten hingegen isst unbekümmert weiter, er wechselt das Thema und erzählt von der Umbauaktion an seinem Haus. Karsten macht sich keine Sorgen über Probleme, die noch gar nicht existieren. Er hat keine Resonanz zu der Energiewelle von Tim, er hat sie einfach durch sich hindurchgelassen, und damit hat sie keinen Einfluss.

Mit Ihrer alten Energiebrille hätten Sie gesagt, dass Tim negative Energie aussendet. Mit Ihrer neuen Energiebrille erkennen Sie, dass eine Energiewelle mit Informationen in Ihr Energiefeld kommt. Welchen Einfluss diese Energiewelle auf Sie hat, entscheiden Sie durch Ihre Reaktion und Beurteilung. Dadurch wird die Energiewelle für Sie subjektiv zu einer guten oder schlechten Energie.

Sie rufen abends um 9 Uhr ihre Mutter an und senden ihr damit die Energiewelle »Ich möchte mir dir sprechen«. Ihre Mutter schaut gerade einen Spielfilm, und die Energiewelle »Jemand möchte mit dir sprechen« kommt in ihr Energiefeld. Wenn der Spielfilm Ihre Mutter gerade langweilt, wird sie sich über diese Abwechslung freuen und gerne den Hörer abnehmen. Damit hat sie entschieden, dass eine positive Energie in ihr Energiefeld kommt, und ihr

Energieniveau wird sich erhöhen. Wenn Ihre Mutter vom Film gefesselt ist und gefühlsmäßig darin eingetaucht ist, wird sie das Klingeln und die Unterbrechung ärgern. Egal, ob sie den Hörer abnimmt oder nicht, sie empfindet den Anruf als Störung. Damit ist entschieden, dass der Anruf eine negative Energie ist, und ihr Energieniveau reduziert sich möglicherweise.

Sie sehen, Ihre Energiewelle wandelt sich durch die Reaktion und Beurteilung des Empfängers in eine positive oder negative Energie. Je nach Situation und Stimmung wird die Reaktion immer unterschiedlich sein und damit auch die Beurteilung, ob eine Energie gut oder schlecht ist. Der Empfänger einer Energiewelle mit Informationen legt alleine fest, ob jemand oder etwas einen positiven, neutralen oder negativen Einfluss auf ihn hat und wie lange der Einfluss andauert.

Energie und Erschöpfung

Wenn Sie erschöpft und ausgelaugt sind, fehlt Ihnen keine Energie. Erschöpfung und das Gefühl, energielos zu sein, entstehen unter Stress und Anspannung. Sie haben sich körperlich, emotional oder mental angespannt und damit Ihren Energiefluss blockiert. Erschöpfung ist die Folge – ein Effekt, den Sie selbst erzeugt haben. Die gute Nachricht: Was Sie erzeugt haben, können Sie auch wieder auflösen.

In jedem Augenblick Ihres Lebens haben Sie unbegrenzte Energie in sich und um sich herum zur Verfügung. Ihr Körper ist ein ganzes Bündel von sich bewegender Energie, die Energie geht Ihnen nie aus. In Ihrem kleinen Finger steckt genug Energie, um sich ein Leben lang so weit und schnell voranzubringen, wie Sie wollen.

Wenn wir Energie sind, dann können wir keine Energie verlieren. Wir können sie nur blockieren oder falsch ausrichten. So etwas wie Energievampire, d. h. Menschen oder Dinge, die uns die Energie rauben, uns »aussaugen«, gibt es nicht. Diese falsche Annahme kommt daher, dass Sie eine Energiewelle wahrnehmen, die Sie nicht mögen. Ihr Körper spannt sich an und leistet dadurch Widerstand. Anspannung vermindert Ihren Energiefluss und gibt Ihnen das Gefühl, energielos zu sein. Doch es ist nicht der andere, der Energie von Ihnen nimmt, Sie selbst sind es, durch Ihre Reaktion auf diese Energiewelle. So einfach ist das mit den Energievampiren! Wenn Sie Ihre Reaktion verändern und sich entspannen, fließt Ihre Energie wieder stärker, und Sie fühlen sich kraftvoller. Veränderungen können Sie auf körperlicher, emotionaler und mentaler Ebene vornehmen.

Luise trifft sich mit Reiner, dem Ex-Freund ihrer besten Freundin Marina. Reiner war ihr schon immer unsympathisch, und dem Treffen hat sie nur zugestimmt, weil sie Marina helfen will, indem sie Reiner dazu bringt, den Kontakt zu Marina endgültig einzustellen. Luise will das Treffen schnell hinter sich bringen, doch Reiner bittet sie, seine Version der Trennung in Ruhe anzuhören. Luise lässt seine Erklärungen über sich ergehen und fühlt sich hinterher erschöpft und richtig platt. Sie ist der Meinung, dass Reiner ihr Energie geraubt habe. Was aber wirklich passiert ist, ist, dass Luise Widerstand gegen das Treffen aufgebaut hat, der sich im Laufe des Gesprächs verstärkt hat. Sie hat versucht, sich abzukapseln, das Gespräch nicht an sich heranzulassen und ihren Impuls, aufzustehen und zu gehen unterdrückt. Mit dieser Kombination aus Stress und Anspannung hat sie ihren Energiefluss reduziert und fühlt sich als Resultat davon erschöpft und platt.

Was kann Luise jetzt tun, um ihren Energiefluss zu erhöhen? Luise kann ihre körperliche Reaktion auf das Gespräch durch körperliche Entspannung jeglicher Art verändern. Mentale Entspannung stellt sich ein, wenn Luise in Harmonie damit ist, dass sie sich zu diesem Treffen bereit erklärt hat und ihren Unmut darüber, dass sie nicht früher aufgestanden und gegangen ist, auflöst. Ihre Abneigung Reiner gegenüber kann sie im Sinne von Aloha wandeln, indem sie gute Aspekte an ihm wertschätzt. Damit sorgt sie für Entspannung auf emotionaler Ebene. Jede dieser Maßnahmen stärkt ihren Energiefluss und heilt die Erschöpfung.

Energie und Transformation

Wenn Ihnen eine Energieform nicht gefällt oder sie kein Wohlgefühl in Ihnen erzeugt, dann wandeln Sie sie. Jede Form von Energie kann in eine andere Form transformiert werden. Beim Essen tun Sie das ganz automatisch. Sie verwandeln die Energie der Nahrung in eine Energieform, die Ihr Körper nutzen kann. Genauso können Sie jede Energie, die um Sie herum ist, wandeln. Machen Sie sich bewusst, dass alles aus Energie besteht und jegliche Energie in eine andere Energieform gewandelt werden kann. Damit spielt es keine Rolle, ob Sie eine Energie mögen oder nicht. Sie nehmen einfach die Energie und wandeln sie in eine wohltuende Form.

Energie ist Energie, sie nimmt die Form an, die Sie ihr geben. Das ist so, als würden Sie einen Kuchenteig in eine Backform geben. Der Teig nimmt beim Backen die vorgegebene Form an. So können Sie Energie, die Ihnen in Form von Wut begegnet in eine Energieform wandeln, die Ihnen von Nutzen ist, z. B. Energie der Standhaftigkeit oder der Ruhe. Der Energie ist es egal, in welcher Form sie sich ausdrückt. Sie richtet sich nach Ihren Anweisungen.

Als ich im Sommer 2013 aus Kambodscha zurückkam, las ich einige Biografien über Menschen, die die Zeit der roten Khmer überlebt hatten. Beim Lesen überkamen mich heftige Gefühle von Wut und Trauer, Tränen flossen, und das Leid der Menschen verfolgte mich bis in meine Träume. Es ging mir nicht gut. Das wollte ich ändern und dennoch weiterlesen. Ich traf eine Entscheidung. Wann immer Gefühle von Wut und Trauer beim Lesen oder beim Nachdenken über das Gelesene auftauchten, nahm ich diese Energieformen und wandelte sie in Bewunderung, Konzentration und Dankbarkeit.

Gitta und Norbert verbringen den Sonntag mit Freunden und deren Kindern am Baggersee. Norbert hat Kopfweh und ist gereizt. Das Geschrei der lebhaften Kinder raubt ihm den letzten Nerv. Gitta ist fröhlich. Das gemeinsame Spielen und Herumtoben mit den Kindern macht ihr richtig viel Spaß. Die Energie der Kinder ist eine Energiequelle. Gitta nutzt diese Energiequelle als Impuls, um ihre Lebensfreude zu spüren. Norbert nimmt diesen

Energieimpuls, um seinen Widerwillen dem Lärm gegenüber zu verstärken. Das führt zu Anspannung und entsprechenden körperlichen Reaktionen. Norbert raubt sich damit Energie.

Mit dem Wissen von Huna könnte Norbert die Energiewelle der Kinder dafür verwenden, das zu verstärken, wonach ihm gerade ist, so wie die Kinder es tun. Vielleicht möchte er sich ganz auf seine Zeitschrift konzentrieren oder ein Nickerchen machen oder mit Gitta schwimmen gehen.

Energieübertragung und Heilung

Sie können jede Energiequelle verwenden, die für Sie nützlich ist. Keine Sorge, Sie nehmen dabei niemandem Energie weg. Die Energiequelle sorgt lediglich dafür, Ihrem Energiefeld einen Impuls zu geben. Manche Menschen umarmen Bäume und haben Angst, dem Baum damit Energie stehlen und ihn zu schwächen. Das tun sie nicht. Energie überträgt sich durch »Induktion«, d. h. wir lassen uns energetisch anregen, unser Energiefeld in Richtung dieser Energie zu ändern.

Letzten Winter wurde mir beim Wenden meines Autos auf einem unbefestigten Waldweg eine abschüssige Eisfläche zum Verhängnis. Die Räder drehten sich im Leerlauf, und mein Auto war nur noch 50 cm vom nächsten Baum entfernt. Ein netter Fußgänger bot mir seine Unterstützung an und wollte mein Auto mit ganzer Kraft über die Bodenwelle schieben, doch die Räder griffen nicht. Wir starteten einen zweiten Versuch, dieses Mal stellte ich mir vor, dass mein Helfer mit der ganzen Kraft des hinter ihm stehenden Baumes verbunden war. Kaum hatte ich die Handbremse gelöst und erneut Gas gegeben, schon gelang es ihm ganz leicht, mein Auto anzuschieben. Danke, kräftiger Baum, für deinen Impuls!

Wir Menschen werden energetisch durch alles um uns herum angeregt, durch Geräusche, Klänge, Luft, Regen, Sonne, Nahrung, Emotionen, Gedanken und Berührungen. Wohlgemerkt angeregt, nicht angefüllt. Wir können Menschen und Dingen weder Energie geben noch ihnen Energie nehmen. Wir geben energetische Impulse und überlassen dem Empfänger, wie er damit umgeht.

Was passiert, wenn Sie liebevoll an einen anderen Menschen denken und ihn dabei bitten, ein bestimmtes Verhalten zu ändern? Sie verwenden das Energiemuster der Liebe, um dem Energiemuster des anderen Menschen einen Impuls zu geben. Dieser Energieimpuls wirkt beim Empfänger im körperlichen, emotionalen und mentalen Bereich in dem Maße, wie es eine Resonanz dazu gibt. Die Wahrscheinlichkeit, dass der Empfänger damit in Resonanz geht, ist umso höher, je mehr Ihre Energiewelle das Grundbedürfnis aller Menschen nach Liebe, Vertrauen oder Harmonie in sich trägt.

Sven geht sehr aufgeregt in seine Abschlussprüfung. Seine Mutter möchte ihn unterstützen und hüllt Sven in eine Wolke voller Liebe. Gleichzeitig schickt sie ihm Erinnerungen an Lebenssituationen, die er gut gemeistert hat, um sein Vertrauen zu stärken. Damit stimuliert sie ein bereits bestehendes Energiemuster zum Thema »Vertrauen« in Sven. Sven berichtet ihr hinterher, dass er während der Prüfung sehr ruhig und konzentriert war. Daraus können wir schließen, dass er die Impulse seiner Mutter für Ruhe und Konzentration verwendet hat. Sein freier Wille entscheidet, ob und wie er Impulse verwendet. Die Botschaft von Liebe und Vertrauen ist die beste Basis dafür, dass Heilenergie angenommen wird.

Jeder Mensch möchte sich wohlfühlen. Diese Erkenntnis nutzt Holger mit dem Ziel, eine bessere Stimmung im Großraumbüro herbeizuführen. Mehrere Tage lang stellt er energetisch Springbrunnen und Clowns in den Raum. Die meisten Kollegen reagieren darauf, die Stimmung wird entspannter. Ein Kollege zeigt keine Reaktion. Er hat eine andere Definition von Wohlfühlen. Er will konzentriert seine Arbeit machen, keine privaten Gespräche führen und pünktlich nach Hause gehen. Vermutlich verwendet er den Energieimpuls dafür, noch konzentrierter zu arbeiten.

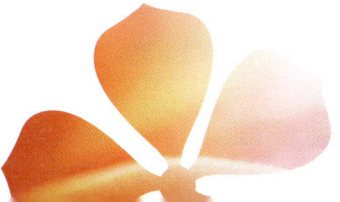

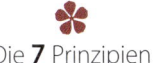

Energie und freier Wille

Im Hunatraining habe ich mit den Teilnehmern ein Experiment gemacht. Ich habe das Gefühl von liebevoller Wertschätzung in die Gruppe gegeben, und jeder sollte seine körperliche und emotionale Reaktion beobachten. Damit wollte ich den Teilnehmern zeigen, dass wir andere Menschen beeinflussen, aber nicht manipulieren können. Der freie Wille jedes Menschen entscheidet, wie er mit einer Energiewelle umgeht. Dementsprechend hat jeder Teilnehmer meine Energiewelle auf eine andere Art für sich genutzt.

Während ich mich auf das Gefühl von liebevoller Wertschätzung konzentriert und es in den Raum gegeben habe, begleitete mich ein zunehmendes Gefühl von Geborgenheit und wohliger Wärme.

Hier sind einige Gefühle und Veränderungen, die sich bei den Teilnehmern einstellten:

* Gefühl von angenehmer Neutralität und leichtes und entspanntes Atmen
* zunehmendes Gefühl von Wärme und Leichtigkeit
* Erinnerungen an das wohlige Gefühl, als Kind auf dem Schoß der Oma zu sitzen, die einem über den Kopf streichelt
* von einem Gefühl der Dunkelheit in helles und strahlendes Licht katapultiert zu werden, begleitet von einem intensiven Wohlgefühl
* Müdigkeit wandelt sich in Tatkraft und Wachheit
* das Gefühl, groß, strahlend und mächtig zu sein
* tiefes Gefühl von Entspannt-Sein, begleitet von der Lust, ein Nickerchen zu machen
* Reduzierung von Rückenschmerzen
* Gefühl des inneren Aufrichtens, begleitet von dem Eindruck, die eigene Wirbelsäule würde gerader

Energiepolaritäten: Hu und Na

Das Wort »Huna« besteht aus den Silben »Hu« und »Na«. Diese beiden Silben beschreiben die beiden Energiepolaritäten des Universums: Hu, die Aktivität, und Na, die Ruhe. Diese Polaritäten sind relativ und fließen ineinander. Ihr Unterschied ergibt sich, wenn wir sie vergleichen. So kann eine Kleinstadt im Vergleich zu einer Weltmetropole »Na« und im Vergleich zu einer einsamen Berghütte »Hu« sein. Alles hat einen Hu- und Na-Energieanteil. Die Zuordnung erfolgt entsprechend der Ausprägung. So ist ein Orkan Hu und eine sanfte Sommerbrise Na. Doch in beiden ist auch in geringem Maße die entgegengesetzte Energiepolarität enthalten.

Hu-Energie:

Hu bedeutet: Bewegung, Chaos, Veränderung, Dynamik, Einfluss, Durchsetzungskraft und das männliche Prinzip.
Beispiele für Hu-Energiequellen:

* gerade Linien, Dreiecke, Pyramiden und Würfel
* Autobahnen, Eisenbahnlinien, Stromleitungen
* Menschenansammlungen, Einkaufszentren, Spielplätze, Stadien
* Sturm, Berggipfel, Wiese, Feuer, Sonne

Mit jeder dieser Energiequellen können Sie Ihre Hu-Energie erhöhen.

Na-Energie:

Na bedeutet: Ruhe, Stillstand, Entspannung, Struktur, Stabilität, Weichheit und das weibliche Prinzip.
Beispiele für Na-Energiequellen:

* geschwungene Linien, Kreise und Kugeln
* Waldwege, Seitenstraßen
* einsame Gegenden, Friedhöfe, Kirchen, Meditationsplätze, pflanzenreiche Gegenden
* Höhlen, Wälder, Wasserläufe, Buchten, Mond

Mit jeder dieser Energiequellen können Sie Ihre Na-Energie erhöhen.

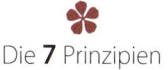

Ihr Leben ist in jeder Sekunde ein Spiel dieser beiden Kräfte. Sie fühlen sich wohl und sind wirkungsvoll, wenn sich beide Energiequalitäten in einer dynamischen Harmonie, in einem fließenden Gleichgewicht befinden. Dynamische Harmonie bedeutet nicht Ausgeglichenheit. Es gibt Zeiten und Situationen, in denen brauchen Sie mehr Hu- und in anderen mehr Na-Energie. Jede Anspannung ist eine Störung der dynamischen Harmonie von Hu und Na. Ein kluger Hunapraktiker wird sich dann bemühen, wieder ein fließendes Gleichgewicht herzustellen, indem er ein Zuviel an Hu- oder Na-Energie ausgleicht, d. h. er wird die Energiequalität, die zu wenig vorhanden ist, verstärken.

Wenn Sie sehr aufgeregt sind und nicht zur Ruhe kommen, dann haben Sie viel Hu- und wenig Na-Energie. Sie können sich beruhigen, indem Sie Ihre Na-Energie stärken. Das erreichen Sie, indem Sie sich ein bis zwei Minuten auf eine Na-Quelle in Ihrer Umgebung konzentrieren. Sie können Ihre Zimmerpflanze betrachten, geschwungene Linien im Raum suchen, das Bild eines Sees anschauen oder die Augen schließen und an den Mond denken.

Sie sind auf einer anstrengenden Wanderung, und jeder Schritt fällt Ihnen schwer. Damit das Wandern wieder leichter geht, konzentrieren Sie sich auf die Hu-Quellen in Ihrer Umgebung. Sie verbinden sich mit der Sonne, nehmen den Berggipfel ins Visier, spüren intensiv den Wind oder denken an das letzte Rockkonzert, das Sie besucht haben.

Egal, ob die Energiequellen tatsächlich vorhanden sind oder Sie sich in Gedanken auf sie konzentrieren, der Effekt ist der gleiche! Ihr Energiefeld bekommt einen energetischen Impuls und wird sich in die Richtung bewegen, die Sie vorgeben.

Umgang mit Hu und Na

Mit dem zuvor gewonnenen Wissen können Sie lernen, die Energiemuster in Ihrer Umgebung bewusst wahrzunehmen und sie kreativ für sich zu nutzen. Sie legen fest, ob eine Energie für Sie »Hu« oder »Na« ist. Für den einen ist ein windiger Tag »Hu«, für den anderen »Na«, weil für ihn »Hu« erst bei einem richtigen Sturm beginnt. Vergeuden Sie Ihre Zeit nicht damit, zu überlegen, ob Sie eine Energie richtig zuordnen, legen Sie die Zuordnung fest, arbeiten Sie damit, und überprüfen Sie die Wirkung.

Im Huna arbeiten Sie mit dem Ansatz, wenn etwas zu »Hu« ist, dann vermehren Sie »Na«, und wenn etwas zu »Na« ist, dann vermehren Sie »Hu«. Wenn zu viel Bewegung in Form von Hektik, Wut, Eifersucht, Verbissenheit oder Chaos da ist, dann verstärken Sie »Na«. Stellen Sie Angst, Lethargie, Unentschlossenheit, Starre oder Stagnation fest, dann verstärken Sie »Hu«.

Übung zu Hu und Na

1. Schließen Sie Ihre Augen. Denken Sie an eine gerade Linie. Spüren Sie dabei ein Wohlgefühl oder ein Unwohlsein? Denken Sie dann an eine geschwungene Linie, und stellen Sie wieder fest, ob Ihr Körper Ihnen Wohlgefühl oder Unwohlsein meldet.
Was hat Ihr Wohlgefühl verstärkt? War es die gerade Linie, dann tut Ihnen im Moment die Hu-Energie gut. War es die geschwungene Linie, dann brauchen Sie gerade die Na-Energie.
2. Die Arbeit mit Hu- oder Na-Energie können Sie auch für andere Menschen, Tiere, Orte und Räume einsetzen. Die Kinder sind laut und quengelig? Dann verstärken Sie die Na-Energie. Die Gespräche beim Familienessen sind verhalten? Dann verstärken Sie die Hu-Energie.

Paula ist Physiotherapeutin und experimentierfreudig. Nach dem Hunatraining möchte sie die Arbeit mit Hu- und Na-Energien bei gestressten Patienten ausprobieren. Für Paula ist es schwer, mit Patienten zu arbeiten, die mit hoher Anspannung zur Behandlung kommen. Diese Patienten lädt sie ein, sich mit geraden und kurvigen Linien während der Behandlung zu beschäftigen, mit dem Ziel, deren Wohlgefühl zu steigern. Viele Patienten genießen den Entspannungseffekt, und Paula merkt, dass dadurch ihre Arbeit noch wirkungsvoller wird.

Bea hat zwei lebhafte Buben im Alter von drei und fünf Jahren. Manchmal geht es bei ihr zu Hause richtig rund. Nachdem sie die Wirkung von Hu und Na kennengelernt hat, setzt sie ihr Wissen ein, um ihre Kinder zu bändigen, wenn sie mal wieder gar nicht hören wollen und der Lärmpegel immer mehr ansteigt. Im Laufe der Zeit stellt sie fest, dass die Buben immer schneller auf ihre Energiewellen reagieren.

Larissa hat einen Termin beim Zahnarzt. Sie wird in einen Raum gesetzt, der nur selten für Zahnbehandlungen benutzt wird. Die Luft ist stickig und verbraucht. Larissa fühlt sich unwohl. Während sie auf die Zahnärztin wartet, verändert sie die Raumenergie. Ein Raum, der kaum benutzt wird, hat zu viel Na-Energie. Deshalb verstärkt Larissa Hu. Sie lässt Meereswellen durch das Zimmer rauschen und stellt sich vor, wie ein Wind Eukalyptusduft durch den Raum wirbelt. Ihr Wohlgefühl steigert sich, und sie ist bereit für die Behandlung.

Einfache Möglichkeiten, den eigenen Energiefluss zu erhöhen

Hier finden Sie eine Zusammenstellung von Möglichkeiten, wie Sie im Alltag Ihre Energie wieder zum Fließen bringen können. Suchen Sie sich aus, was Ihnen gefällt, und energetisieren Sie sich!

* Wenden Sie die Piko-Piko-Atemtechnik an.
* Bewegen Sie Ihren Körper, oder verändern Sie Ihre Körperhaltung.
* Trinken Sie Wasser.
* Lenken Sie Ihre Gedanken in eine positive Richtung.
* Richten Sie sich auf Liebe, Vertrauen und Harmonie aus.
* Wandeln Sie für sich unangenehme Energie, oder verändern Sie Ihre Reaktion darauf.
* Nutzen Sie die Hu- und Na-Quellen in Ihrer Umgebung für Ihre Absicht.
* Lachen oder schmunzeln Sie über jemanden oder etwas.

Huna und Widerstand – Lösen Sie Spannungen!

Widerstand
versteckt sich
du entdeckst ihn
du lässt ihn gehen
Erleichterung

Wir leben in einem dynamischen Universum voller Energie. Eigentlich müssten wir doch vor Kraft und Gesundheit nur so strotzen – wenn es da nicht den Widerstand gäbe.

Im vorherigen Kapitel haben Sie gesehen, dass Bewegung und Ruhe, also Anspannung und Entspannung, die Kräfte sind, die das Leben gestalten. Spannung und Entspannung sind an allem beteiligt, was wir tun, denken und fühlen. Wenn das Miteinander dieser Kräfte nicht reibungslos verläuft, dann ist Widerstand im Spiel. Widerstand ist eine Kraft, die sich der Bewegung bzw. einem Vorhaben entgegensetzt. Wenn Widerstand im Spiel ist, schwimmen Sie, bildlich gesprochen, in einem Becken mit Gegenstromanlage. Je nach Grad des Widerstandes kommen Sie besser oder schlechter voran. Das Positive am Widerstand ist, dass er sich bemerkbar macht. Und alles, was Ihnen bewusst ist – Sie erinnern sich an Ike –, können Sie bewusst verändern.

Das Universum – und damit auch wir – verfügt über einen natürlichen Widerstand gegen Veränderung. Das hat den Sinn, uns davor zu schützen, ins Chaos zu fallen. Andererseits ist die Basis allen Lebens Veränderung. Wir Menschen sind Teil dieses Spiels der Kräfte. Wir entscheiden uns ständig zwischen Veränderung (= Bewegung) und Beständigkeit (= Ruhe) und versuchen, ein harmonisches Gleichgewicht zu finden. Unangemessener Widerstand steht diesem Ziel im Wege, mit dem Ergebnis, dass die Kräfte im Widerstand verpuffen.

Gesundheit ist ein Zustand von Frieden und Harmonie, während Krankheit ein Zustand von Krieg und Konflikt ist. Als Abenteuerschamane versuchen Sie nicht, Krieg zu führen, sondern Sie richten sich darauf aus, mehr Harmonie zu schaffen.

Wie das geht, können Sie im Folgenden von den alten Hawaiianern lernen.

Gesundheit aus Sicht von Huna

Gesundheit basiert aus Sicht von Huna auf dem Wort »ola«, das bedeutet »Leben«, »das Erreichen von Frieden« und »ein Zustand von überreicher Energie«. »Ma'i« ist das Wort für Krankheit, was mit »Spannungszustand« übersetzt wird. Huna geht also davon aus, dass Krankheit und Spannung zusammenhängen. Anspannung kann auf der körperlichen, emotionalen, mentalen und spirituellen Ebene auftreten. Huna arbeitet mit der Annahme, dass wir Krankheit selbst erzeugen. Krankheit entsteht als eine Auswirkung von Stress, der zu einem Zuviel an Spannung geführt hat. Das bedeutet im Umkehrschluss, dass Sie Ihre Heilung aktiv vorantreiben können, wenn Sie spannungslösend tätig werden.

Wenn Stress und das Zuviel an Spannung die Ursachen jeder Form von Erkrankung sind, dann passiert Heilung, wenn Sie Wege finden, diese Anspannung zu reduzieren. Diese Sichtweise gibt Ihnen die Macht, Einfluss zu nehmen, und sie nimmt der Erkrankung den Nimbus der Schwere und Unveränderbarkeit. Heilung bedeutet dann, sich darauf zu konzentrieren,

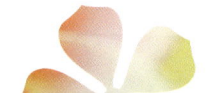

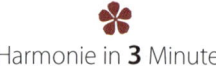

die Spannung zu lösen und die eigene Energie zum Fließen zu bringen. Das ist etwas, an dem Sie auf vielfältige Weise arbeiten können!

Welche Wirkung hat Stress?

Alles, was wir tun, denken und fühlen, verursacht Anspannung und Entspannung. Der Mensch ist in Harmonie, wenn der natürliche Prozess von Anspannung durch Stress und Entspannung durch Spannungsauflösung stattfindet. Das ist der Fall, wenn unser Alltag seinen gewohnten Gang nimmt. Diesen Prozess können Sie sich wie eine Meereswelle vorstellen, die ansteigt und wieder abfällt.

Schwierigkeiten bereiten lang anhaltenden Stress, geballten Stress oder Stress, der plötzlich, unerwartet und heftig auftritt. Ein Zustand erhöhter Anspannung ist oft notwendig, um Situationen zu bewältigen, und als solcher nicht gesundheitsschädlich. Jedoch ein dauerhafter Stresszustand, der nur noch aus Spannung besteht, ist unnatürlich. Das ist, als würde die Meereswelle stagnieren und sich nicht mehr nach unten bewegen. Dann sind die spannungslösenden Teile des Prozesses reduziert oder nicht mehr vorhanden. Die Spannung baut sich immer weiter auf. Erreichen dann Stress und Spannung einen bestimmten Punkt, abhängig vom einzelnen Menschen und seinen derzeitigen Lebensumständen, reagiert der Körper mit Schmerzen, Funktionsstörungen, und unangenehme emotionale und mentale Reaktionen stellen sich ein.

Die Ursache von Stress ist Widerstand

Energie folgt dem Weg des geringsten Widerstandes. Warum? Energie will sich mit möglichst geringem Energieaufwand fortbewegen. In der Natur finden Sie viele Beispiele dafür: der stromlinienförmige Körperbau der Fische, die Anpassung der Vögel an die Regeln der Aerodynamik oder die Formenvielfalt der Pflanzen. Die Natur dient uns als Vorbild, Autos und Flugzeuge mit weniger Luftwiderstand zu bauen. Das hat zur Folge, dass diese Verkehrsmittel schneller sind und weniger Energie verbrauchen, weil Spannung reduziert wurde.

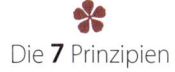

Genauso verhält es sich mit unseren Widerständen. Jeder Widerstand, den wir auflösen, macht uns »stromlinienförmiger« und beschleunigt unsere Heilung. Weniger Widerstand bedeutet weniger Spannung. Weniger Spannung heißt, dass mehr Energie für Heilung zur Verfügung steht.

Nichts, weder Mensch noch Ereignisse sind von sich aus mit Stress belastet. Es ist unsere Reaktion auf diese Dinge, die Stress hervorrufen kann. Deshalb reagieren manche Menschen sehr angespannt auf eine bestimmte Situation, und andere berührt sie kaum. Damit erhöhte Spannung entsteht, muss es eine Reaktion geben, die eine Form von Widerstand beinhaltet.

Was ist Widerstand?

Widerstand, hawaiianisch »*ku'e*«, bedeutet »sich distanzieren«, »abseits stehen«, »sich nicht rühren«, »aufbegehren« oder »sich zur Wehr setzen«.

Natürlicher Widerstand ist eine Art der Reibung, die uns Fortbewegung ermöglicht. Unnatürlicher Widerstand ist ein Sich-Wehren gegen die Bewegung, also gegen die Veränderungen. Er führt zu erhöhter Spannung und behindert den Fluss Ihres Lebens. Natürlicher Widerstand bewirkt einen gesunden Lebenszyklus. Sie sind beständig und gut verwurzelt im Leben und zugleich anpassungs- und wandlungsfähig in dem Maße, wie es notwendig ist.

Mit Widerstand verweigern wir unbewusst die Heilung. Der Widerstand dient dazu, schmerzhafte Gefühle, aber auch Scham, Schuldgefühle und Angst, zu unterbinden und vergessene Erinnerungen nicht wiederzubeleben. Huna ermächtigt Sie, sich Schritt für Schritt und in Ihrem Tempo die Gründe für einen Widerstand bewusst zu machen. Damit können Sie prüfen, ob Ihre unbewusste Reaktion noch gültig oder schon veraltet ist und an ihrer Auflösung arbeiten. Widerstand erkennen Sie daran, dass ein Prozess nicht oder nur sehr schleppend voranschreitet.

Es gibt Lebensbereiche, in denen Sie sehr effizient unterwegs sind, und Bereiche, die sehr widerstandsbehaftet sind. Wenn Sie einen Widerstand gelöst haben und sich im Verlauf ein neuer Widerstand zeigt, dann ist das kein Rückschlag. Im Gegenteil: Sie haben erreicht, dass ein weiteres Hindernis zum Vorschein gekommen ist. Mit dessen Auflösung kommen Sie der Heilung wieder einen Schritt näher.

Widerstand ist niemals ein Zeichen dafür, dass ein Ziel nicht weiter verfolgt werden sollte. Widerstand zeigt Ihnen lediglich, welche Erinnerungen, Glaubenssätze, Vorbehalte, Emotionen und Befürchtungen Ihrem Ziel im Wege stehen. Ein Widerstand lässt sich auflösen, so können Sie Ihrem Ziel mehr Energie geben und energiesparender an selbiges gelangen.

Widerstand ist immer eine Kombination von vier Aspekten: dem *körperlichen, emotionalen, mentalen* und *spirituellen* Bereich. Meistens spüren Sie den Widerstand in einem Bereich besonders deutlich. Das ist der Fall, wenn Sie sich vor Rückenschmerzen nicht mehr bewegen können oder Sie keinen Weg aus der Trauer finden oder es für Sie unvorstellbar ist, dass sich für Ihr Problem eine Lösung findet.

Der Vorteil des Wissens um Ihre Widerstände ist, dass Sie sich immer besser kennenlernen. Sie entdecken, ob Sie Angst vor dieser Veränderung haben, an Ihren Fähigkeiten zweifeln, unsicher sind in Bezug auf Ihre Leistungsfähigkeit, alten Groll hegen oder alte Verletzungen kultivieren. Das alles sind unterschwellige Spannungen aus ungelösten Konflikten, die Sie tagtäglich mit sich herumtragen. Kommt etwas davon ans Tageslicht, dann können Sie spannungslösend tätig werden.

Sie wollen sich im Laufe Ihres Lebens weiterentwickeln. Maßgebend für diesen Reifeprozess ist, wie Sie mit Lebenserfahrungen umgehen. Weiterentwickeln bedeutet, für die eigene Entwicklung verantwortlich zu sein. Sie bekommen in jedem Abschnitt Ihres Lebens Hilfe und Unterstützung, doch weitergehen müssen Sie allein.

Arten von Widerständen

Man kann vier Arten von Widerständen unterscheiden. Es lohnt sich, sich diese im Einzelnen anzuschauen, obwohl sie oft in Kombination auftreten.

1. Körperlicher Widerstand

Ihr Körper will sich wohlfühlen und hat ein natürliches Bestreben, nach einer Erkrankung wieder gesund zu werden. Sofort nach einem negativen Ereignis beginnt er automatisch mit dem Heilungsprozess. Zu viel Spannung beeinträchtigt diesen natürlichen Selbstheilungsprozess. Je höher und länger anhaltend ein Spannungszustand ist, desto mehr negative Auswirkungen zeigen sich. Mit Ihrem Willen, Ihrer Motivation und einer positiven Erwartung können Sie störende Widerstände auflösen und Ihre Gesundung beschleunigen.

Warum reagieren Menschen unterschiedlich auf das gleiche Ereignis? Einer steckt sich mit Grippe an und der andere nicht, bei einem heilt die Wunde schnell, bei anderen entzündet sie sich, einige können problemlos patschnass durch die Kälte ziehen und andere holen sich eine Lungenentzündung.

Diejenigen, die nicht mit negativen Folgen auf solche Ereignisse reagieren, besitzen dazu eine höhere Toleranz. Was bedeutet das? Diese Menschen waren zum Zeitpunkt des Geschehens entspannter, oder sie gehen mit diesem Thema generell entspannter um, oder sie konnten sich schneller wieder entspannen, oder sie haben ihren Körper trainiert, entspannter auf den jeweiligen Umstand zu reagieren. Jeder Mensch hat zu unterschiedlichen Zeitpunkten seines Lebens unterschiedliche Toleranzschwellen. Diese Toleranzschwellen können Sie aktiv beeinflussen.

Ich kann mich nicht erinnern, in den letzten 20 Jahren erkältet gewesen zu sein. Ich fürchte mich vor keiner Ansteckung und habe nichts dagegen, wenn Patienten erkältet zu mir kommen. Meine Toleranz zu Erkältungen ist sehr hoch, auch deshalb, weil mein Körper gelernt hat, ganz entspannt auf dieses Thema zu reagieren.

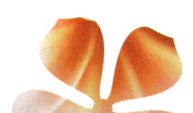

Anka fürchtet sich vor Erkältungen, sie meidet alle Schnupfnasen und reagiert fast panisch auf erkältete Menschen. Meistens steckt sie sich an, ihre Toleranz ist geringer, weil ihr Körper gelernt hat, mit sehr viel Spannung auf potenzielle Erreger zu reagieren.

Klaus und Katrin wohnen zusammen und reagieren beide allergisch auf blühende Gräser. Klaus hat dieses Mal nur eine laufende Nase, während Katrin die Augen tränen und jucken und sie kaum mehr aus dem Haus gehen kann. Klaus hat seine Toleranzgrenze erhöht, indem er sich bei jedem Anzeichen von Anspannung, das sich in Bezug auf blühende Gräser angebahnt hat, entspannt und unangenehme Erinnerungen geheilt hat.

Ihr Körper ist ein hoch energetisiertes Energiefeld, das durch Ihre Erfahrungen und Gewohnheiten geformt wird. Ihr Körper erinnert sich an alles. Je unangenehmer eine Erfahrung für Sie war, desto weniger will er, dass sich diese Erfahrung wiederholt. Ihr Körper reagiert gewohnheitsmäßig. Sie können Ihren Körper in sehr hohem Maße beeinflussen, anders zu reagieren, wenn Sie sich Reaktionen bewusst machen, die mit Widerstand verbunden sind. Die Motivation Ihres Körpers ist Wohlgefühl. Sie können ihn lehren, sich wieder wohlzufühlen. Er wartet auf Ihre Anweisung!

Die Heilung von unangenehmen Erinnerungen – darüber haben wir in dem Kapitel zu Manawa gesprochen – ist eine gute Technik, um körperlichen Widerstand zu heilen.

Vor einigen Jahren fiel ich im Winter auf einer eisigen Fläche vom Rad. Eine schwere Prellung und viele Tage mit Bewegungseinschränkungen waren die Folge. Egal, zu welcher Jahreszeit ich danach wieder an der Sturzstelle vorbeikam, mein Körper reagierte mit massiver Anspannung im Bauchbereich, was mich dazu veranlasste, sofort langsamer zu fahren. Mein Körper wollte sich wohlfühlen und unter allen Umständen einen Sturz an dieser Stelle vermeiden. Durch die Anspannung zeigte mir mein Körper seinen Widerstand dagegen, diese Strecke zu befahren.

Je öfter ich an der Sturzstelle bewusst den Bauchbereich entspannt habe, desto mehr habe ich meinen Körper geschult, entspannt zu bleiben, den Widerstand aufzugeben und meinen Fahrkünsten wieder zu vertrauen.

Sie können Ihren Körper sehr schnell wieder zu seinem natürlichen Rhythmus von Stress – Spannung – Lösung – Entspannung bringen, wenn Sie sich ganz darauf konzentrieren, was Sie tun und was Sie jetzt gerade erzielen wollen. Das funktioniert am besten, wenn Sie weder Angst noch Zweifel zulassen und darauf vertrauen, dass Sie das Richtige tun. Menschen, die über glühende Kohlen laufen, nutzen dieselbe Methode.

2. Emotionaler Widerstand

Emotionaler Widerstand entsteht aus Angst und Wut. Angst ist ein Schutzmechanismus, der Ihre Aufmerksamkeit auf drohende Gefahren richtet und Sie auffordert, zu entscheiden, wie Sie reagieren möchten. Wir können Angst willentlich erzeugen, wenn wir angstvolle Erinnerung aktivieren und sie in die Zukunft projizieren. Damit steigern wir die Spannung im Körper. So eine Form der Angst drückt sich aus in Furcht, Besorgnis, Panik oder Beschämung. Das Hervorrufen dieses Angstgefühls haben Sie erlernt, und erlerntes Verhalten können Sie verändern.

Angst entsteht zumeist in Situationen, in denen Sie Schmerz erfahren und sich gleichzeitig hilflos gefühlt haben. Wenn Sie diese Angst kultivieren, dann bestärken Sie auch Ihre Hilflosigkeit. Doch sind Sie tatsächlich hilflos? Wäre es nicht besser, sich zu ermächtigen, mit einer ähnlichen Situation anders umgehen zu können als in der Vergangenheit?

Übung

Stellen Sie sich vor einen Spiegel, und denken Sie an Angst und Hilflosigkeit. Spüren Sie diese Emotionen in Ihrem ganzen Körper, beobachten Sie, wie sich Ihre Körperhaltung und Ihr Spannungszustand verändern.

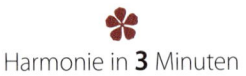

Denken Sie an ein Erfolgserlebnis, bei dem Sie eine schwierige Situation gemeistert haben. Beobachten Sie, welche Körperhaltung Sie jetzt einnehmen und wie sich diese Erinnerung auf Ihren Spannungszustand auswirkt.

Angst und Erwartung gehen miteinander einher, denn Angst ist nichts anderes als die Erwartung von körperlichem oder seelischem Schmerz. Wir glauben, dass sich eine Situation genau so wiederholt, wie wir sie schon einmal erlebt haben. Bei der Angst geht es nie um die Gegenwart, sondern immer um ein zukünftiges Geschehen. Das Problem ist, dass Ihr Körper das anders sieht. Was immer Sie gerade denken, wird von Ihrem Körper als aktuelles Geschehen behandelt. Ihr Körper reagiert mit Anspannung auf eine Situation, die möglicherweise in der Zukunft stattfinden könnte. Dadurch baut sich unnötig Spannung auf.

Marie geht nicht mehr gerne in den Kindergarten. Seit sechs Wochen ist Ben in ihrer Gruppe. Er reagiert oft aggressiv und hat andere Kinder auch schon geschlagen, wenn sie ihm ein Spielzeug nicht geben wollten. Marie war schon zwei Mal davon betroffen. Jeden Morgen, wenn ihre Mama sie vor dem Kindergarten verabschieden will, weint sie und klammert sich an ihr fest. Die Angst vor Ben und was er eventuell machen könnte äußert sich bei Marie im Widerstand gegen den Besuch im Kindergarten.

Paul hat nach einem Unfall Angst, sein Bein wieder richtig zu belasten. Bei jedem Schritt prüft er genau, ob sich Schmerz meldet. Skifahren, seine Leidenschaft, meidet er seither völlig, obwohl aus medizinischer Sicht nichts dagegenspräche.

Entspannung reduziert die Angst, denn Angst und Spannung gehören zusammen. Das Gegenteil von Angst ist Lust und Neugier. Lust auf etwas zu haben, entspannt. Deshalb ist die schnellste Methode, Angst zu heilen, seinen Fokus auf das Gegenteil zu lenken, also sich auf die Aussicht einer lustvollen Erfahrung auszurichten. Damit verändern Sie einen antrainierten Automatismus, sich mit den möglichen negativen Erfahrungen auseinanderzusetzen. Stattdessen verwenden Sie Ihre wertvolle Lebenszeit dazu, sich mit den möglichen positiven Erfahrungen zu beschäftigen und stärken damit die Wahrscheinlichkeit, dass solche eintreffen.

Übung

Was wäre, wenn Sie jetzt schon wüssten, dass Ihrer Familie innerhalb der nächsten Stunden etwas Schreckliches passieren wird? Beobachten Sie Ihren Körper, während Sie sich etwas Schreckliches vorstellen. Was wäre, wenn Ihrer Familie innerhalb des gleichen Zeitraums etwas Wunderschönes widerfahren würde? Beobachten Sie wieder Ihren Körper.

Diese Übung zeigt Ihnen, wie schnell Ihr Körper von dem negativen Stresszyklus in einen natürlichen Zyklus wechseln kann, weil er Lust erwartet.

Wut ist neben Angst eine zweite Form von emotionalem Widerstand. Wut zeigt sich in Form von Erregtheit, Neid, Eifersucht, Trauer und Niedergeschlagenheit. Wut entsteht, wenn etwas wider Ihre Erwartung ist, nicht Ihren Regeln entspricht, sich Ihnen in den Weg stellt oder aus Ihrer Sicht schlecht ist. Im Zustand der Wut leisten Sie Widerstand gegen eine Person oder eine Situation, indem Sie mit ihr hadern, Schuldige suchen, die Warum-Frage stellen oder dagegen ankämpfen. Anhaltende Wut erhöht die Spannung im Körper enorm.

Sophie möchte schon lange mit ihrem Vorgesetzen über eine andere Arbeitszeitregelung sprechen. Doch die Stimmung ihres Chefs ist unberechenbar, und Sophie weiß nicht, wie sie mit seiner cholerischen Art umgehen soll. Sophie ist wütend auf sich, weil sie nicht einfach losgeht und das Gespräch endlich hinter sich bringt. Ihre Wut drückt sich in Selbstvorwürfen und Niedergeschlagenheit aus.

Daniel regt sich immer furchtbar auf, wenn er bei Familientreffen auf seinen Onkel trifft. Immer wieder werden die alten Geschichten hervorgekramt

*und aufgewärmt. Schon allein bei dem Gedanken daran, spürt Daniel die
Wut in sich aufsteigen. Er geht schon in einem hohen Stresszustand zur Fa-
milienfeier. Bereits der erste Satz des Onkels entzündet seine Wut, und der
Streit beginnt. Der Widerstand zeigt sich im immer wiederkehrenden Streit-
muster. Wut entsteht, wenn wir andere für unsere Reaktion verantwortlich
machen. Gleichzeitig sind wir auf uns selbst wütend, weil wir es nicht schaffen, die Person oder unsere Reaktion zu ändern.*

Wut ist eine sehr starke Energie, die Sie sehr deutlich spüren können. Waren
Sie auch schon hin und wieder überrascht, wie wütend Sie sein können und
wie viel Energie in dieser Wut steckte? Das Gegenteil von Wut ist Gelassenheit und Beherrschung. Beherrschung im Sinne von »über die eigenen
Gefühle herrschen können, sie in eine bestimmte Richtung lenken«. Wut
wird in der hawaiianischen Sprache »huhu« genannt, das bedeutet, »etwas,
was stark nach oben steigt«. Um nach oben zu steigen, ist viel Kraft nötig.
Sie erkennen, Wut ist eine enorme Kraftquelle. Im Kapitel zur Energie haben
Sie erfahren, dass Sie jede Form von Energie in eine andere Form wandeln
können. So können Sie auch Wut in eine Emotion wandeln, die Sie entspannt, und damit den Widerstand heilen. Oft reicht es aus, sich bewusst
zu machen, dass Sie die Wut an Ihre Kraft erinnert, mit allem umgehen zu
können.

3. Mentaler Widerstand

Sie haben bereits erfahren, dass jeder Gedanke eine Reaktion in Ihrem
Körper verursacht. Starke und häufige Gedanken verursachen starke kör-
perliche Reaktionen. Ihr Körper versucht automatisch, entsprechend Ihren
Gedanken zu reagieren.

Mentaler Widerstand beinhaltet alle Formen von Kritik und Selbstzweifel
an Ihnen und am Ergebnis Ihrer Absicht. »Ich kann das nicht ... ich darf das
nicht ... ich will das nicht ... ich glaube nicht an ihn« sind Beispiele, wie
solche Gedanken beginnen. Mentaler Widerstand verursacht Stress und
Anspannung. Die Wirkung von mentalem Widerstand ist die gleiche, als
würden Sie ein Holzstück mit einem feinen Schleifpapier bearbeiten. Wenn

Sie nur einmal darüber schleifen, passiert dem Holzstück nichts. Doch lang anhaltendes oder häufiges Schleifen verkleinert das Holzstück immer mehr. Ihre Zweifel und selbstkritischen Gedanken sind das Schleifpapier, und sie vermindern langsam und stetig Ihr Vertrauen, Ihr Selbstwertgefühl und die Gesundheit Ihres Körpers.

Kritik löst fast immer Stress aus, egal, ob Sie mit sich in Gedanken oder mit Worten kritisch umgehen. Kleine Mengen an Selbstkritik und Zweifel können Sie in der Regel leicht und schnell verdauen, doch sie können Ihnen wie ein Backstein im Magen liegen, wenn Sie gerade verletzlich und sehr angespannt sind. Regelmäßigkeit und häufige Wiederholungen lassen kleine Mengen zu einem großen Berg anwachsen, und irgendwann ist der Punkt erreicht, an dem Ihr Körper diese Spannung gewohnheitsmäßig lebt.

Emilia mag die Musik der 80er Jahre. Ihre Freundinnen gehen regelmäßig zum Tanzen. Emilia geht nur selten mit. Wenn sie sich auf der Tanzfläche zur Musik bewegt, gehen ihr ständig Gedanken durch den Kopf wie: »Die anderen bewegen sich besser«, »Ich kann keinen Rhythmus halten«, »Ich bin viel zu steif«. Diese mentalen Widerstände nehmen ihr die Freude an der Bewegung und verhindern, dass Emilia sich einfach der Musik hingibt.

Paul ist nie mit sich zufrieden. Seine Messlatte hängt hoch, und seine Ziele sind ambitioniert. Bei der Arbeit begleitet ihn permanent der Satz: »Ich muss noch besser werden«. Wenn ein Kollege besser ist, dann bricht für Paul für einige Zeit eine Welt zusammen. Äußerlich bleibt er cool. Eines Tages sitzt er mit Verdacht auf Hörsturz beim Arzt. Sein Körper hat dem mentalen Stress Tribut gezollt. Paul kann diesen Widerstand auflösen, indem er sich seine Erfolge vor Augen führt und andere Maßstäbe setzt.

Die Heilung von Selbstkritik haben wir im Kapitel »Aloha« ausführlich besprochen: Loben Sie sich, und richten Sie sich auf das Schöne aus!

Mentaler Widerstand entsteht auch dann, wenn Sie sich nicht vorstellen können, dass sich etwas verändern oder etwas möglich sein könnte. Dadurch errichten Sie eine mentale Grenze. In einem unbegrenzten Universum gibt es unzählige Lösungsmöglichkeiten. Erlauben Sie sich, darauf zu vertrauen, dass es auch für Ihr Problem eine Lösung geben wird.

Wo Sie sich begrenzt fühlen, gibt es Schritte in die Freiheit. Wo Verwirrung herrscht, gibt es die Konzentration auf eine Sache. Wo Sie Angst haben, gibt es Vertrauen, und das Gegenteil von Starre ist Flexibilität. Erinnern Sie sich an Pono: In einem unendlichen Universum gibt es viele Wege, die zum Ziel führen.

4. Spiritueller Widerstand

Widerstand kann auch durch Entfremdung und Distanzierung entstehen. Beim spirituellen Widerstand schotten wir uns von einem Menschen, einer Gruppe oder von der Welt ab. Dies geschieht aus dem Gefühl heraus, nicht dazuzugehören, sich nicht angenommen zu fühlen oder ausgeschlossen zu sein. Der Stress wird größer, je stärker die Entfremdung ist.

Zum spirituellen Widerstand gehört auch, die Verbindung zum eigenen Körper zu verlieren, sich nicht mehr zu spüren oder den Körper nur noch wahrzunehmen, wenn er große Schmerzen hat.

Silke ist schon viele Jahre in der Buchhaltung einer Firma tätig. Sie mag ihre Arbeit und auch das vertraute Miteinander der Kolleginnen. Oft gibt es nach der Arbeit oder in der Mittagspause gemeinsame Unternehmungen. Vor einigen Monaten gab es Umstrukturierungen innerhalb der Firma, und Silke wurde in eine andere Abteilung versetzt. Silke fühlt sich ihrer alten Abteilung nun nicht mehr zugehörig und hat das Gefühl, sie wird von gemeinsamen Unternehmungen ausgeschlossen. Deshalb hat sie den Kontakt abgebrochen. Gleichzeitig macht sich das Gefühl von Sinnlosigkeit in ihr breit. Sie glaubt, sie sei jederzeit ersetzbar und niemand lege Wert auf ihre Gesellschaft.

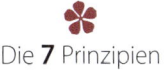

Zur Heilung von spirituellem Widerstand sind körperliche Aktivitäten und jede Art von Berührung hilfreich. Egal, ob Sie sich selbst eine Berührung schenken, Sie jemand umarmt, Sie ein Tier streicheln, bewusst den Wind auf Ihrer Haut spüren oder Sie sich eine Massage gönnen. Erinnern Sie sich daran, dass wir in einem Universum leben, in dem alles mit allem verbunden ist. So können Sie die Verbundenheit gar nicht verlieren.

Huna vertritt die Ansicht, dass niemand Ihrem Leben Sinn geben kann, außer Ihnen selbst. Also können Sie jeder Sekunde Ihres Lebens einen neuen, besseren Sinn geben und sich auf das freuen, was sich dadurch verändert.

Ich möchte dieses Kapitel über Widerstände mit der Huna-Grundhaltung für jeden Tag ausklingen lassen:

Segne die Gegenwart. Vertraue dir selbst. Erwarte das Beste!

Diese Haltung erhöht Ihre Lebensfreude!

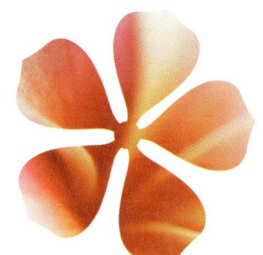
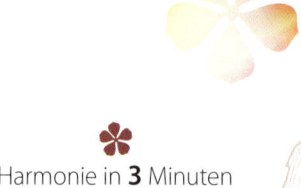
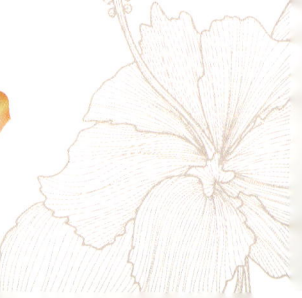

Huna und Lebensfreude – so natürlich wie atmen!

Lebensfreude
Spaß haben
bei allem Tun
sich zur Entfaltung bringen
jederzeit

Wie schön, nach all den Widerständen können Sie sich nun der Lebensfreude widmen. Lebensfreude – deshalb sind wir doch auf dieser Welt. Die Frage, wie wir Freude am Leben gewinnen und bewahren, begleitet und fasziniert uns Menschen seit jeher. Tausende von Ratgebern stehen in den Buchhandlungen, das Internet hat 23 Millionen Einträge zum Thema. Dennoch lohnt es sich, sich mit der Lebensfreude aus Sicht von Huna zu beschäftigen.

Was ist Lebensfreude?

Freude, Frohmut, Frohsinn, Humor, Vergnügen, Entzücken, Lachen, Begeisterung, Gelassenheit, Zufriedenheit, Wohlgefühl, Zuversicht, Schlagfertigkeit, Dankbarkeit, Daseinsfreude, Vertrauen in die Zukunft, Nervenkitzel, Aufregung, Begeisterung. Das ist nur ein Teil der unzähligen Schlagwörter, mit denen Lebensfreude beschrieben werden kann.

Lebensfreude drückt sich im Körper durch Entspannung, angenehmes Kribbeln oder Tatendrang aus. Auf der Gefühlsebene empfinden Sie Leichtigkeit, Sorglosigkeit, Glück. In Gedanken schenken Sie sich Sätze wie: »Das

Leben ist schön, ich fühle mich wohl, alles wird gut.« Jeder von uns erlebt Lebensfreude anders.

Wie entsteht Lebensfreude?

Spontan würden die meisten Menschen sagen, Lebensfreude entsteht durch äußere Ereignisse. Ein sonniger Morgen, ein gutes Essen, Urlaubsstimmung, ein Lob, ein erfreuliches Ergebnis oder ein frohes Lachen. Doch Lebensfreude ist nicht zwangsweise abhängig von äußeren Gegebenheiten. Vielleicht kennen Sie diese Momente, da ist dieses Gefühl der Lebensfreude einfach da, ohne das Zutun anderer Menschen oder besonderer Umstände. Wenn Lebensfreude einfach so da ist, dann haben Sie einen kostbaren Schatz gefunden, Sie haben Ihre natürliche Lebensfreude entdeckt. Sie schlummert in Ihnen, und wenn Sie sie bewusster wahrnehmen, dann werden Sie sehen: Sie haben noch viel mehr davon.

Was erhöht Lebensfreude?

Lebensfreude ist existenziell, sie bringt Ihre Energie ins Fließen und erhöht Ihr Energieniveau. Alles, was Sie mit Freude tun oder woran Sie Freude haben, erhöht Ihre Lebensfreude. Deshalb entscheiden Sie sich neu: Statt zu tun, was Ihnen Spaß macht, machen Sie alles, was Sie tun, mit Freude!

Lachen und schmunzeln Sie über sich und das Leben. Kinder lachen im Durchschnitt 400 Mal am Tag, während Erwachsene es nur 20 Mal tun. Viel zu selten, würde ich sagen. Lachen ist gesund und aktiviert Ihr Immunsystem. Und Lachen ist ansteckend und zieht fröhliche Menschen in Ihr Leben!

Pure Lebensfreude

Mein Leben hat mir eine besondere und sehr heilsame Erfahrung zum Thema Lebensfreude geschenkt. Diese Erfahrung möchte ich gerne mit Ihnen teilen und Ihnen damit gleichzeitig Impulse für eine neue Sichtweise zur Lebensfreude geben. Entspannen Sie sich, lehnen Sie sich zurück, und erlauben Sie sich, mit der folgenden Geschichte mitzuschwingen.

Im September 2014 waren mein 19 Monate alter Neffe Finn und ich im Garten. Wir wollten die reifen Birnen einsammeln und sie in einen Eimer geben, um Saft daraus zu machen. Mir kam die Idee dazu, weil ich Lust hatte, mit Finn etwas gemeinsam zu tun. Doch dann bekam ich beim Birnensammeln auf einmal ein ganz besonderes Geschenk von Finn – Lebensfreude. Lebensfreude umhüllte mich, steckte mich an, vibrierte in der Luft und beschenkte mich mit kostbarer Weisheit. Erleben Sie mit mir noch einmal diesen besonderen Septembernachmittag.

Finn fand Birnen sammeln einfach toll, es war etwas ganz Neues, ein Abenteuer. Mit Bedacht hat er eine Birne ausgewählt, um dann zu probieren, wie er sie am besten in der Hand hält, um sie tragen zu können. Dann ist er mit einem fröhlichen Lachen im Gesicht, vor Begeisterung strotzend und voller Vertrauen in seine Lauffähigkeiten auf den Eimer zugestürmt und hat mit viel Schwung die Birne in dessen Richtung geworfen. Egal, wo die Birne gelandet ist, jeder Wurf wurde von einem lauten Freudenschrei begleitet. Über beide Ohren strahlend ging er zur nächsten Birne, zum nächsten Abenteuer, obwohl die meisten Birnen neben dem Eimer landeten. Seiner Mama hat er später in begeisterten Tönen von seinem Abenteuer erzählt. Was für ein vor Lebensfreude sprühender Abenteuerschamane!

Jetzt könnten Sie denken: Lebensfreude und Begeisterung? Warum das denn? Er hat doch kaum eine Birne in den Eimer gebracht. Was für ein schwaches Resultat. Dann ist er auch noch fröhlich und begeistert darüber? Ich bin doch nicht fröhlich und begeistert, wenn ich einen Fehler bei der Arbeit mache.

Lebensfreude ist Ausdruck von Vertrauen, unerschütterliches Vertrauen in uns selbst. Für Kinder ist das selbstverständlich. Sie vertrauen einfach darauf, dass sie irgendwann den Eimer treffen werden, und solange haben sie richtig Spaß beim Tun, Ausprobieren und Erfahrungen sammeln. Sie sehen das Leben als Abenteuer. Auch wir Erwachsene haben dieses Vertrauen. Es ist eine natürliche Fähigkeit jedes Menschen. Wir müssen uns dieser Tatsache lediglich wieder bewusst werden.

Freude am Leben zu empfinden, ist Ausdruck unserer wahren Natur. Doch diese natürliche Fähigkeit wird häufig durch unsere Wertmaßstäbe und Erwartungen unterdrückt. Wann bin ich gut – wann darf ich mich freuen? Wenn mein Chef mich lobt, wenn mein Kuchen bis auf den letzten Krümel aufgegessen wird? Oder bin ich gut, wenn ich meinen Fokus auf Lebensfreude ausrichte und während des Tages viele Augenblicke der Lebensfreude und des Lachens bewusst erlebe?

Muss ich überhaupt darüber urteilen, ob mir etwas geglückt ist oder ob ich gescheitert bin? Wäre es nicht besser, dem Wort »Scheitern« seine Dramatik zu nehmen oder überhaupt Scheitern neu zu definieren? Habe ich nicht einfach Erfahrungen beim Üben und Tun gemacht? Ist es nicht der Umgang mit diesen Erfahrungen, der mich voranbringt?

Huna, die Lebensphilosophie aus Hawaii, ist der Ansicht, dass jeder Mensch das Wissen über einen freudigen und gesunden Umgang mit dem Leben in all seinen Facetten in sich trägt. Dazu gehört, das natürliche Chaos der Welt zu akzeptieren und Freude als Lebensweise zu betrachten und nicht als kurze Belohnung. Nicht nur Finn und viele andere Kinder, sondern wir alle haben die Weisheit der Lebensfreude in uns. Erwecken wir sie wieder zum Leben!

Finn hat mich mit seiner sprühenden Lebensfreude angesteckt. Ich habe beschlossen, die Tür zu öffnen, meine Lebensfreude frei fließen zu lassen, sie zu leben und auszudrücken.

Die sieben Prinzipien dienen mir dabei als Leitfaden, um meinen Plan zu verwirklichen:

1. Mein Denken bestimmt mein Erleben. Der Sinn des Lebens ist, zu leben und Erfahrungen zu sammeln. Ich verfüge über eine natürliche Fähigkeit, mir zu vertrauen und freudig zu leben. Ich lasse meine Lebensfreude in mir und aus mir heraus sprudeln.

2. Ich tue alles, was ich tue, mit einem Lachen, mit leuchtenden Augen und Begeisterung. Je mehr Augenblicke der Lebensfreude ich bei meinem Tun habe, desto gelöster und kreativer bin ich. Lebensfreude ist ansteckend!

3. Ab jetzt ist für mich wichtig, darauf zu achten, dass ich Dinge mit Begeisterung tue. Vor allem in Momenten der Verbissenheit ändere ich bewusst meine Einstellung und wechsle auf die Spur der Lebensfreude, das kann ich trainieren.

4. In jedem Augenblick steckt Lebensfreude, auch wenn sie nicht auf den ersten Blick sichtbar ist. Ich lerne, Lebensfreude deutlich wahrzunehmen, sie zu spüren und auszudrücken. Lebensfreude ist auch in unangenehmen Dingen zu finden. Es kommt nur darauf an, wie ich damit umgehe.

5. Ich erfreue mich an allem, was ich schon kann, was mühelos geht, bei mir oder anderen und nehme die Lebensfreude in mir, bei anderen und in der Natur wahr.

6. Ich traue mir zu, gesunde Freude zu leben und auf gesunde Art und Weise mit Unannehmlichkeiten umzugehen. Ich aktiviere viele Erinnerungen an mein begeistertes Tun als Kleinkind, und entfache das Feuer der Lebensfreude neu.

7. Alles, was ich erlebe, inspiriert mich. Mein Leben freudig zu leben, vergrößert die Harmonie in mir und in meinen Beziehungen.

Sie sehen, es bedarf nur eines Entschlusses, und Ihre Lebensfreude kann sprudeln. Möge Sie mein Plan dabei unterstützen, sich auf mehr Lebensfreude auszurichten. Lassen Sie sich inspirieren und anstecken!

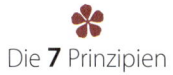

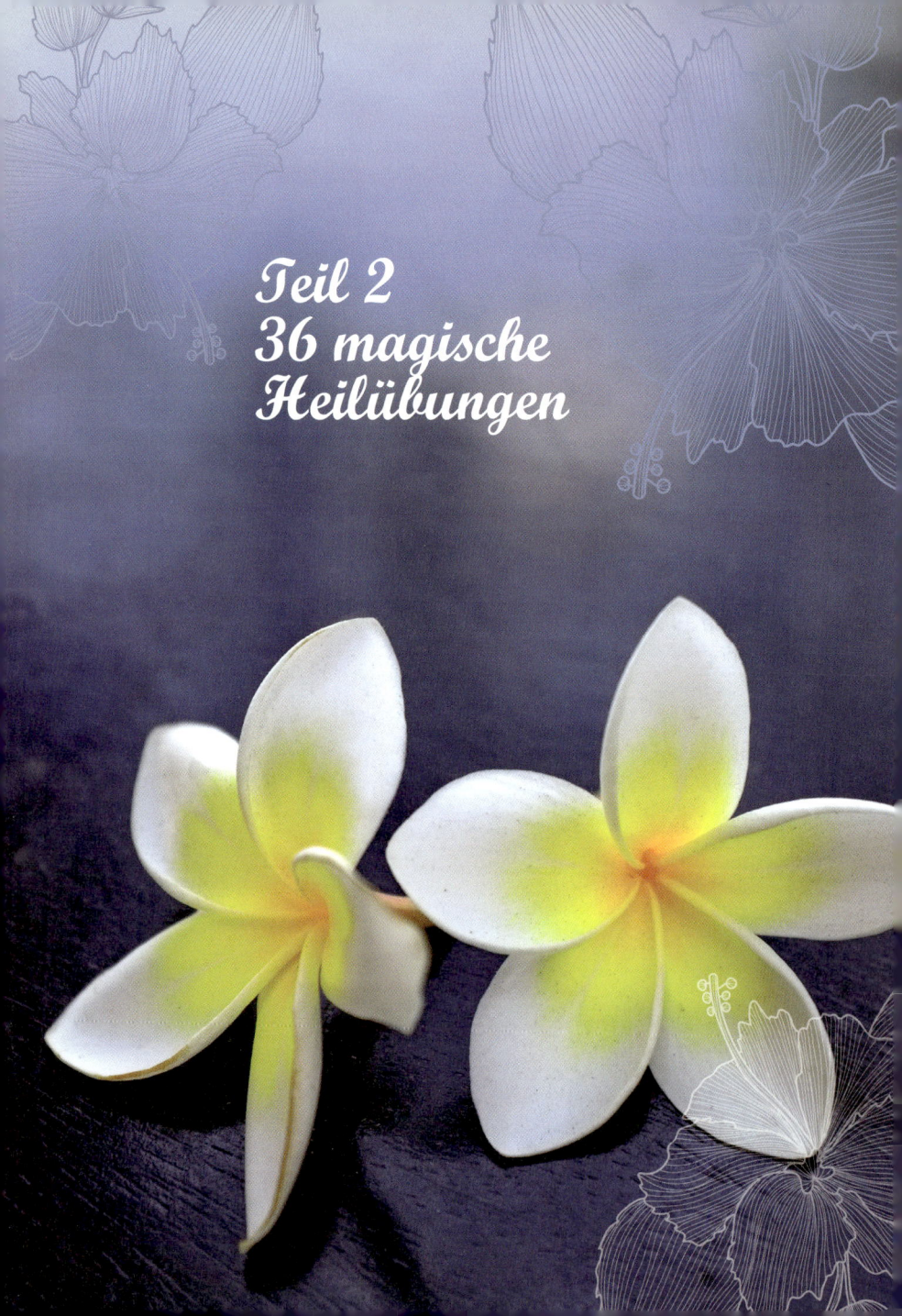

Teil 2
36 magische
Heilübungen

Intuition – Harmonie und Intuition verbinden sich

Alexander von Humboldt beschrieb Intuition sehr treffend: »Überall geht ein frühes Ahnen dem späteren Wissen voraus.« Intuition ist gefühltes Wissen. Jeder Mensch handelt intuitiv und besitzt intuitive Fähigkeiten. Intuition ist so natürlich und selbstverständlich wie Atmen.

Ohne unsere intuitiven Fähigkeiten würden wir keinen Tag überstehen. Viele Entscheidungen im Alltag treffen wir intuitiv: was wir essen, in welche Richtung wir gehen, neben wen wir uns setzen, wen wir auf der Strasse ansprechen, wann der richtige Zeitpunkt für etwas ist oder in welcher Farbe wir uns heute kleiden. Wir entscheiden einfach intuitiv, ohne analytisches Nachdenken. Dennoch führt die Intuition oft ein Schattendasein, ohne Wertschätzung und Ausschöpfung ihres Potenzials. Keine Sorge, jetzt darf sie aufwachen!

Was ist Intuition?

Intuition ist nichts Mystisches, es ist eine Fähigkeit, die jeder von uns von Geburt an hat. Es ist die Begabung, Dinge gefühlsmäßig schnell zu erfassen. Als Synonyme für die Intuition gelten Instinkt, Spürsinn, Bauchgefühl, Ahnung, Riecher, Eingebung oder Geistesblitz. Intuitive Gedankenblitze, Gefühle oder Ideen lassen sich nicht rational erklären. Sie sind »einfach da«. Ohne Intuition gibt es keine Kreativität und neuen Impulse. Intuition bedeutet ein spontanes, ganzheitliches Erkennen oder Wahrnehmen von Situationen, Ereignissen oder Zuständen. Deshalb ist sie für Sie besonders nützlich, wenn Sie über komplexe Sachverhalte entscheiden sollen.

Intuition ist Ihre unbewusste Intelligenz und sorgt für schnelle und gute Entscheidungen. Es ist erwiesen, dass intuitive Entscheidungen verblüffend oft zu mindestens genauso guten Ergebnissen führen wie rationale Entscheidungen.

Intuition und Verstand

Intuition und Verstand haben dasselbe Ziel, die für uns richtigen Entscheidungen zu finden. Sie unterscheiden sich in der Art und Weise, wie sie das tun. Wir brauchen Intuition und Verstand, denn beide Aspekte haben ihre Qualitäten.

Unser Verstand ist begrenzt, und äußere Einflüsse sind oft unberechenbar. Wir können nie zu 100% sicher sein, ob wir richtig entschieden haben. Unser Verstand kennt nicht alle Gegebenheiten, und wir haben nicht unendlich viel Zeit, um alle zu recherchieren.

Für uns Menschen gibt es noch viel zu entdecken. Das kann in einem unendlichen Universum auch gar nicht anders sein. Sie sind von einem Energiefeld umgeben, das Sie sich in Form eines vibrierenden Netzes oder in Form von Lichtfäden vorstellen können. Über dieses Netz sind Sie mit allem im Universum verbunden. Das hawaiianische Wort dafür ist »aka«. In diesem Netz ist Ihre Intuition zu Hause. Mit diesem Netz sind Sie immer verbunden, doch nicht jede einzelne Verbindung ist aktiv. Allein durch bewusste Aufmerksamkeit auf etwas oder jemanden aktivieren Sie eine Verbindung. Ist die Verbindung aufgebaut, kommt es zur intuitiven Übertragung der Informationen. Je genauer und feiner Sie auf etwas eingestimmt sind, desto mehr nehmen Sie auf.

Wenn Sie an Ihren Partner denken, ist es so, als würden Sie persönlich mit ihm sprechen. Wenn Sie überlegen, sich ein rotes Auto zu kaufen, und Sie sehen auf einmal viele rote Autos, dann deshalb weil Sie eine intuitive Verbindung zum Feld der roten Autos hergestellt haben.

Nutzen Sie Ihr intuitives Potenzial!

Trainieren Sie Ihre intuitiven Fähigkeiten, damit Sie Ihr Potenzial besser nutzen können. Gerade in der Heilarbeit sind intuitive Fähigkeiten besonders wichtig. Wenn Sie mit den 36 Heilübungen arbeiten, wenden Sie Ihre intuitive Begabung an. Mit dem gezielten Einsatz Ihrer Intuition, schaffen Sie die

Grundlage für bessere Entscheidungen, finden kreative Lösungsmöglichkeiten und können erfolgreicher sein.

Machen Sie sich bewusst, dass Sie diese erstaunliche Kraft der Intuition besitzen. Haben Sie schon einmal an jemanden gedacht, und kurze Zeit später trafen Sie diese Person, oder haben Sie schon einmal zur gleichen Zeit das gedacht, was ein anderer ausgesprochen hat oder eine Situation erlebt, in der Sie den richtigen Riecher hatten? Sie sehen, Sie sind intuitiv.

Beschließen Sie, Ihrer Intuition mehr Raum zu geben, ihre Impulse aufzunehmen und ihr zu vertrauen. Je mehr Sie das tun, desto stärker werden sich Ihre intuitiven Fähigkeiten entwickeln und verfeinern.

Ein entscheidendes Instrument, um Ihre Intuition zum Blühen zu bringen, ist Ihre Vorstellungskraft. Stellen Sie sich vor, Sie sind in der Lage, Worte, Gedanken, Gefühle und Bilder geistig zu empfangen und auszusenden. Sie sind ständig im Austausch von Daten, auch ohne körperlichen Kontakt oder Nähe.

Die Sprache der Intuition unterscheidet sich von der Sprache des Verstandes. Intuition drückt sich häufig durch Bilder, Symbole, Gefühle oder kurze Erinnerungsfragmente von Sinneseindrücken aus. Manchmal scheinen diese intuitiven Informationen auf den ersten Blick keinen Sinn zu ergeben. Legen Sie sie nicht achtlos zur Seite, lassen Sie sie einfach stehen, und warten Sie ab, irgendwann können Sie die Botschaft entschlüsseln. Wenn nicht, dann entfaltet sich ihre Wirkung ohne logische Erklärung.

Es ist gar nicht so schwer, intuitive Botschaften wahrzunehmen:

* Die Textzeile eines Liedes geht Ihnen nicht aus dem Kopf. Was für eine Botschaft könnte sich in diesem Text oder in der Melodie für Sie verstecken?
* Sie brüten über einem Problem, und plötzlich kommt Ihnen ein Buch in den Sinn. Sie nehmen das Buch zur Hand, schlagen es auf, und siehe da, Ihr Blick fällt auf eine Aussage, und die Lösung liegt vor Ihnen.

❋ Sie tun etwas wider alle Logik, und es erweist sich als richtig.

Je mehr Vertrauen Sie in Ihre intuitiven Fähigkeiten entwickeln, desto besser wird sich Ihre Intuition entwickeln. Wie sagte Serge Kahili King so treffend: »Der intuitive Profi vertraut allem, was er erhält, und darauf, dass das, was er aussendet, Wirkung zeigt. Der Anfänger wird immerfort von Zweifeln geplagt. Das ist der einzige Unterschied!«

Hailona – die Kunst der kreativen Intuition

Um mit Ihrer Intuition Kontakt aufzunehmen, können Sie Hilfsmittel benutzen. Bestimmt haben Sie schon einmal eine Engelkarte gezogen, eine Krafttierreise gemacht oder Karten gelegt. Dann haben Sie eine von vielen Orakeltechniken benutzt – im Huna nennt man das Hailona.

Hailona, auf kreative Weise seine Intuition zu Rate ziehen, ist etwas, was in jeder Kultur zu Hause ist. Die Menschen suchten schon immer einen Weg, intuitive Informationen dem bewussten Denken zugänglich zu machen. Unsere Vorfahren benutzen Steine und Knochen, wir nutzen heute Karten, Pendel oder Gummibärchenorakel. Sie dienen als Hilfsmittel, um die Intuition zu wecken.

Wenn Sie mit den 36 Heilübungen arbeiten, dann wenden Sie auch die Kunst des Hailona an. Sie nutzen Ihre intuitiven Fähigkeiten.

Was bedeutet Hailona?

Ha = Atmen,
I = beabsichtigen oder eine Frage stellen,
Lo = erhalten,
Na = Ruhe

Zusammengefasst bedeutet Hailona: Während Sie ruhig atmen, erhalten Sie eine Antwort auf/einen Impuls zu Ihrer Frage.

Die 36 Heilübungen aus der Sicht von Hailona

❋ Das Leben ist ein Spiel, und mit den Heilübungen können Sie intuitiv und spielerisch auf Ihr Leben einwirken.

❋ Jede Übung fungiert als Übersetzer zwischen dem bewussten und unbewussten Teil von Ihnen.

❋ Die Arbeit mit den Übungen hilft Ihnen, sich darüber klar zu werden, was Sie wollen, sie fordert Sie auf, eine konkrete Frage oder eine klare Absicht zu formulieren.

❋ Sie bekommen eine Übung als Antwort, die Ihnen zeigt, was Sie im gegenwärtigen Moment tun können, damit sich etwas in Richtung Ihrer Absicht verändert.

❋ Die Antwort kommt von Ihrer Intuition, das ist die Verbindung, die Ihr Körper zwischen Ihnen und Ihrem Höheren Selbst herstellt und aktiviert. Ihr Anliegen wird aus einer anderen Perspektive betrachtet.

❋ Ihr Höheres Selbst akzeptiert Ihren freien Willen. Es sagt nicht, was Sie tun sollen, es gibt Ihnen eine Idee, die Sie ausführen können.

❋ Wenn Sie eine Heilübung machen, verändern Sie ganz einfach ein bisher bestehendes Energiemuster in eine für Sie heilsame und harmonische Richtung.

Ihre Intuition ist eine bemerkenswerte Fähigkeit. Wenden Sie sie nun an, indem Sie auf den folgenden Seiten in die Welt der 36 magischen Heilübungen eintauchen.

Die Magie der 36 Huna-Heilübungen

Was hätten Sie gerne?
Etwas Leichtes, Intuitives und sehr Wirksames?
Bitte schön hier ist es:
Viel Freude beim Tun, und wundern Sie sich nicht: Es wirkt!

Die Magie der Heilübungen

Die Heilübungen sind darauf ausgerichtet, einfache Lösungen für Ihr Anliegen zu bieten. Heilung geschieht, wenn alle neun fundamentalen Energien, das sind die Energien der sieben Prinzipien und die Energiequalitäten Hu und Na, in Ihren Heilprozess einfließen. Stagniert die Heilung, dann ist ein Widerstand im Spiel, oder eine Energie braucht Verstärkung.

Die Heilübungen berücksichtigen diese Umstände. Das Magische daran ist, Sie stärken mit Ihrer intuitiv gewählten Übung die Energie, die in Bezug auf Ihr Anliegen jetzt die entscheidende Rolle spielt, und gleichzeitig lösen Sie einen Widerstand in sich auf. Sie schlagen sozusagen zwei Fliegen mit einer Klappe. Das verstärkt die Heilwirkung enorm und beschleunigt die Heilung.

Die Heilarbeit geschieht intuitiv. Ihr Körper hat die Weisheit, den Heilimpuls in der besten Art und Weise zu nutzen. Ihr Verstand gibt dazu die Richtung vor, und Ihr Höheres Selbst stellt die Energie dafür zur Verfügung. So funktioniert eine gute Teamarbeit.

Harmonie ist der natürliche Zustand jedes Menschen, er ist uns tief vertraut. Was uns vertraut ist, können wir schnell aktivieren. Deshalb können Sie innerhalb kurzer Zeit die Harmonie in sich wiederherstellen. Das ist auch der Grund, warum die Übungen nicht länger dauern.

Das Ergebnis Ihrer Arbeit ist immer eine Erhöhung der Harmonie in Ihnen. Damit stärken Sie ein harmonisches Miteinander von Körper, Geist und Seele. Harmonie in 3 Minuten? Jetzt haben Sie die Lösung: Sie denken an ein Anliegen, wählen eine Übung, führen die Übung durch, und damit haben Sie in 3 Minuten die Harmonie in sich erhöht. Ist das nicht genial und magisch zugleich?

Zu jeder der sieben Energiequalitäten gibt es vier Übungen. Die erste Übung eines Themas löst einen körperlichen, die zweite Übung einen emotionalen, die dritte Übung einen mentalen Widerstand und die vierte Übung einen spirituellen Widerstand auf. Wenn Sie z.B. mit Übung 14 arbeiten, stärken Sie die Energie von Kala (Freiheit, Verbundenheit) und lösen gleichzeitig einen emotionalen Widerstand, weil es die zweite Übung im Bereich Kala ist. Sie sehen, es ist ganz einfach!

Im Nachhinein kann es sein, dass Ihnen das Wissen darüber einen zusätzlichen Impuls zu Ihrem Anliegen gibt. Das passiert oft spontan, und dann ist es gut, wenn Sie den Impuls in sich bewegen.

Energie	Qualität	Nummer der Übung
Hu	Bewegung	Übung 1 – 4
Na	Entspannung	Übung 5 – 8
Ike	Bewusstsein	Übung 9 – 12
Kala	Freiheit, Verbundenheit	Übung 13 – 16
Makia	Konzentration	Übung 17 – 20
Manawa	Präsenz	Übung 21 – 24
Aloha	Lieben, Loben	Übung 25 – 28
Mana	Vertrauen	Übung 29 – 32
Pono	Harmonie, Flexibilität	Übung 33 – 36

Was Sie wissen sollten

Die Übungen sind für jedes Anliegen geeignet. Egal, ob Sie das Verhältnis zu einer Freundin ins Lot bringen möchten, Angst vor einer Prüfung haben, Sie sich antriebslos fühlen, Ihr Nacken schmerzt, Sie selbstbewusster auftreten möchten oder Sie etwas fürs Betriebsklima tun wollen. Es gibt kein Anliegen, dass Sie mit den 36 Heilübungen nicht bearbeiten können.

Wenn Sie kein konkretes Anliegen haben, können Sie auch eine Übung als Tagesmotto wählen oder eine Übung für Ihr Wohlgefühl machen. Ich bin mir sicher, Ihnen fallen noch mehr Anwendungsmöglichkeiten ein.

Es gibt verschiedene Möglichkeiten, um die passende Übung für Ihr Anliegen zu finden

1. Sie schlagen intuitiv eine Seite des Buches im Teil der Heilübungen auf und nehmen die Übung, die Ihnen entgegenlacht.
2. Sie betrachten die Zahlenreihe von 1 und 36 und wählen die Zahl, an der Ihr Blick hängenbleibt.
3. Sie pendeln aus oder nutzen den kinesiologischen Muskeltest[4], um die Nummer einer Übung zu finden.
4. Sie denken an Ihr Anliegen, schließen die Augen und bitten um eine Zahl zwischen 1 und 36.
5. Sie schreiben die Zahlen 1–36 wild durcheinander auf einen Zettel. Dann schweben Sie mit einem Finger über die Seite. Ihre Zahl ist die, bei der Ihr Finger landet.
6. Sie sammeln 36 Steine, nummerieren sie und wählen intuitiv einen Stein aus.
7. Sie können Ihrer Kreativität auch freien Lauf lassen und Ihre eigene Auswahlmethode entwickeln.

---

4 In der Kinesiologie wird häufig der Armmuskel als Feed-back-Instrument benutzt um herauszufinden ob etwas nützlich oder ungeeignet ist

Was braucht es zur Wirksamkeit?

❉ Sie können die Übungen immer und überall machen.

❉ Sie brauchen dazu kein Grundwissen über Huna.

❉ Denken Sie nicht viel nach, machen Sie einfach die Übung, und erfreuen Sie sich an ihrer Wirkung.

❉ Ermächtigen Sie sich des Glaubens an die Tatsache, dass kurze und einfache Übungen wirksam sind.

❉ Huna ist einfach. Weil es einfach ist, neigen wir dazu, es komplizierter zu machen, weil wir denken, das erhöhe die Wirkung. Lassen Sie den Übungen ihre Einfachheit.

❉ Fühlen Sie sich frei, die Übungen auf Ihre Weise auszuführen.

❉ Geben Sie der jeweiligen Übung Zeit, ihre Wirkung zu entfalten.

❉ Vertrauen Sie sich, und haben Sie vor allem Genuss und Spaß dabei!

Impuls oder Prozess?

1. Wenn Sie einen Impuls zu einem Anliegen wollen, dann suchen Sie sich eine Übung aus.

2. Wollen Sie durch einen Prozess gehen, dann wählen Sie drei Übungen aus und führen sie nacheinander in der Reihefolge ihres Erscheinens durch.

3. Sie können auch Ihre eigenen Varianten und Bedingungen festlegen.

Beispiel für einen Impuls:

Karla wacht mit *Hals- und Kopfweh auf und denkt: »So ein Mist, in zwei Stunden kommt Gisela und holt mich zu unserem Wellnesswochenende ab. Da kann ich eine Erkältung gar nicht gebrauchen.«* Karla entscheidet sich, intuitiv zu arbeiten. Sie schließt die Augen und stellt ihr Anliegen in den Raum: *»Was braucht es, damit die beginnende Erkältung verschwindet?«*
Sie bittet ihre Intuition um eine Zahl, und die 24 kommt ihr in den Sinn. Sie macht die dazugehörige Übung in dem Vertrauen, dass die Erkältungsanzeichen gehen.

Mit der Übung 24 hat Karla die Energie Manawa, ihr Präsentsein in der Gegenwart, gestärkt und einen spirituellen Widerstand geheilt.

Beispiel für einen Prozess:

Jürgen steht vor einer wichtigen Entscheidung. Ständig kreisen seine Gedanken um das Für und Wider. Jürgen will endlich Klarheit bekommen. Er entscheidet sich, die Heilübungen dafür zu nutzen, einen Klarheitsprozess zu initiieren, und stellt die Frage: »Was kann ich jetzt tun, um mir über meine Entscheidung klar zu werden?« Jürgen schlägt im Buch willkürlich drei Übungen (Nr. 19, 8 und 26) auf und macht sie in der Reihenfolge, in der er sie aufgeschlagen hat.

Jürgen hat mit seinem Prozess die Energien Kala, Na und Aloha gestärkt und einen mentalen, spirituellen und emotionalen Widerstand aufgelöst.

Übungsanleitung

1. Beginnen Sie mit einem tiefen Atemzug, oder benutzen Sie die Piko-Piko-Atemtechnik.
2. Formulieren Sie eine klare Frage mit einer klaren Absicht. (»Was ist zu tun, um ...?«, »Was brauche ich für ...?«, »Was braucht es, dass ...?«, »Was hilft mir jetzt, um ...?«) Wenn möglich, stellen Sie die Frage laut.
3. Sie entscheiden, ob Sie eine Übung (= Impuls) oder drei Übungen (= Prozess) auswählen.
4. Konzentrieren Sie sich auf Ihre Frage im Vertrauen auf eine gute Lösung.
5. Wählen Sie die Übung(en) nach Ihrer Methode aus.
6. Machen Sie die Übung(en) in der Reihefolge ihres Erscheinens, nach Ihrem Gutdünken einmal.
7. Jede einzelne Übung dauert eine gefühlte Minute! Natürlich können Sie sie gerne ausdehnen, wenn Ihnen danach ist.

36 magische Heilübungen

Magie
lebendige Inspiration
intuitiv und genial
das Unmöglich wird wahr
staunen

Heilung
Harmonie finden
sich neu ordnen
andere dadurch anstecken, begeistern
versöhnen

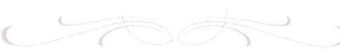

Heilübung Nr. 1

Machen Sie einen tiefen Atemzug.

Führen Sie eine dynamische Körperübung aus, die Ihren Kreislauf in Schwung bringt. Sie können eine Minute auf der Stelle laufen, abwechselnd das rechte und linke Knie hochheben, auf dem Rücken liegen und Radfahren, einige Male die Treppen rauf und runter laufen, Ihre Arme schwingen oder was Ihnen sonst so einfällt.

Oder Sie probieren die Hunawippe aus. Das geht ganz einfach: Sie stellen sich aufrecht hin und wippen hin und her – von den Fußballen zu den Fersen und zurück. Das machen Sie eine Minute lang.

Beenden Sie die Übung, indem Sie hinspüren, in welcher Form sich Ihr Wohlgefühl erhöht hat. Vielleicht atmen Sie leichter und tiefer, sind energievoller, vielleicht ist Ihr Kopf klarer, vielleicht spüren Sie Erleichterung oder fühlen Sie sich zuversichtlicher und gelassener. Schenken Sie jedem kleinen Zeichen von Wohlgefühl Beachtung.

Heilübung Nr. 2

Machen Sie einen tiefen Atemzug. Setzen, legen oder stellen Sie sich entspannt hin, und konzentrieren Sie sich auf Ihren Nabel, Ihr Kraftzentrum im Huna.

Gehen Sie in Gedanken mögliche Hu-Energiequellen durch, das könnten z. B. sein: ein wilder Hundewelpe, ein Hase, der übers Feld rennt, ein Propeller, der sich dreht, wirbelnde Blätter im Wind, hohe Wellen oder ein schwungvolles Lied. Sie können jede andere Art von Energie nehmen, die Sie mit Bewegung verbinden.

Entscheiden Sie sich für eine Hu-Energie, die Ihnen gefällt. Stellen Sie sich vor, Ihre gewählte Energiequelle ist direkt vor Ihnen. Sie atmen ein, während Ihre Aufmerksamkeit bei dieser Energiequelle ist, und atmen aus mit der Aufmerksamkeit bei Ihrem Nabel. Das machen Sie einige Male und nehmen mit jedem Atemzug mehr von dieser Energie auf.

Beenden Sie die Übung, indem Sie hinspüren, in welcher Form sich Ihr Wohlgefühl erhöht hat. Vielleicht atmen Sie leichter und tiefer, sind energievoller, vielleicht ist Ihr Kopf klarer, vielleicht spüren Sie Erleichterung oder fühlen Sie sich zuversichtlicher und gelassener. Schenken Sie jedem kleinen Zeichen von Wohlgefühl Beachtung.

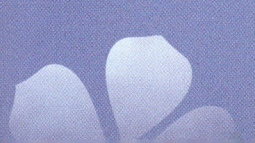

Heilübung Nr. 3

Machen Sie einen tiefen Atemzug.

Denken Sie an eine starke Hu-Energie, wie z.B. ein hell loderndes Feuer, ein mächtiger Baum, ein majestätischer Berg, kräftiger Wind, ein großer Wasserfall (Niagarafälle), ein starker Motor, ein Flugzeugpropeller in Bewegung, die Sonne zur Mittagszeit oder ein aktiver Vulkan. Sie können jede andere Art von Energie nehmen, die Sie mit Bewegung verbinden.

Stellen Sie sich vor, wie es ist, diese Hu-Energie zu sein. Stellen Sie sich z.B. vor, Sie sind das lodernde Feuer und spüren seine Hitze, seine Kraft und seine Lust, weiterzubrennen. Machen Sie es, so gut es Ihnen möglich ist.

Beenden Sie die Übung, indem Sie hinspüren, in welcher Form sich Ihr Wohlgefühl erhöht hat. Vielleicht atmen Sie leichter und tiefer, sind energievoller, vielleicht ist Ihr Kopf klarer, vielleicht spüren Sie Erleichterung oder fühlen Sie sich zuversichtlicher und gelassener. Schenken Sie jedem kleinen Zeichen von Wohlgefühl Beachtung.

Heilübung Nr. 4

Machen Sie einen tiefen Atemzug.

Vertiefen Sie für einige Atemzüge Ihren Atem, und erhöhen Sie gleichzeitig Ihre Atemfrequenz. Machen Sie danach eine kurze Pause. Vertiefen Sie nochmals für einige Atemzüge Ihren Atem, und erhöhen Sie wieder gleichzeitig Ihre Atemfrequenz.

Oder halten Sie für eine Minute Ihre Hände unter fließendes Wasser. Konzentrieren Sie sich dabei ganz auf das Fließen des Wassers.

Beenden Sie die Übung, indem Sie hinspüren, in welcher Form sich Ihr Wohlgefühl erhöht hat. Vielleicht atmen Sie leichter und tiefer, sind energievoller, vielleicht ist Ihr Kopf klarer, vielleicht spüren Sie Erleichterung oder fühlen Sie sich zuversichtlicher und gelassener. Schenken Sie jedem kleinen Zeichen von Wohlgefühl Beachtung.

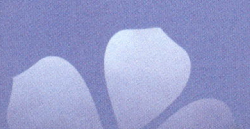

Heilübung Nr. 5

Machen Sie einen tiefen Atemzug.

Führen Sie eine sanfte Körperübung aus, die einen entspannenden Effekt hat:

* Dehnen und strecken Sie sich wie eine Katze!
* Schütteln Sie Ihre Gliedmaßen ganz sanft aus!
* Reiben Sie Ihre Hände, bis Sie ein Wärmegefühl spüren, und legen Sie sie dann auf Ihre Augen!
* Öffnen und schließen Sie ganz langsam Ihre Augen!
* Massieren Sie Ihre Kopfhaut!

Sie können auch jede andere sanfte Körperübung wählen, die Ihnen gerade einfällt.

Beenden Sie die Übung, indem Sie hinspüren, in welcher Form sich Ihr Wohlgefühl erhöht hat. Vielleicht atmen Sie leichter und tiefer, sind energievoller, vielleicht ist Ihr Kopf klarer, vielleicht spüren Sie Erleichterung oder fühlen Sie sich zuversichtlicher und gelassener. Schenken Sie jedem kleinen Zeichen von Wohlgefühl Beachtung.

Heilübung Nr. 6

Machen Sie einen tiefen Atemzug.

Nehmen Sie eine entspannte Position ein. Konzentrieren Sie sich auf Ihr Herz, Ihr Gefühlszentrum. Gehen Sie in Gedanken mögliche Na-Energiequellen durch, wie z. B. ein schlafendes Kätzchen, eine sanfte Wolke am Himmel, ein gemächlich dahinfließender Bach, eine Höhle, einen Baum, der sich sanft im Wind wiegt, oder leise Musik. Sie können auch jede andere Art von Energie nehmen, die Sie mit Ruhe verbinden.

Suchen Sie sich eine der Na-Energien aus, und lassen Sie sie eine Minute in Ihrem Herzen fließen.

Beenden Sie die Übung, indem Sie hinspüren, in welcher Form sich Ihr Wohlgefühl erhöht hat. Vielleicht atmen Sie leichter und tiefer, sind energievoller, vielleicht ist Ihr Kopf klarer, vielleicht spüren Sie Erleichterung oder fühlen Sie sich zuversichtlicher und gelassener. Schenken Sie jedem kleinen Zeichen von Wohlgefühl Beachtung.

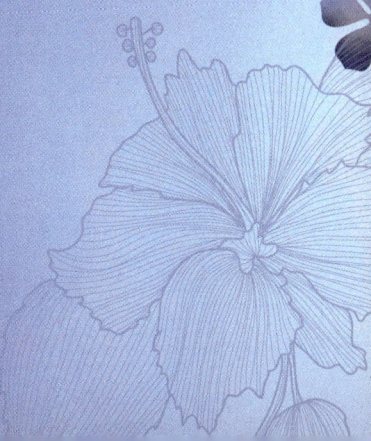

Heilübung Nr. 7

Machen Sie einen tiefen Atemzug.

Stellen Sie sich eine angenehme Na-Energie vor, wie z.B. einen leise plätschernden Bach, die Stille am Morgen, das sanfte Streicheln einer Hand, das leise Rascheln der Blätter im Wind, ein sanftes Spiel der Wellen, das weiche Fell einer Katze oder den Mond am Abendhimmel. Sie können jede andere Art von Energie nehmen, die Sie mit Ruhe und Entspannung verbinden.

Stellen Sie sich vor, wie es wäre, diese Na-Energie zu sein. Stellen Sie sich z.B. vor, Sie sind der Mond am Nachthimmel und spüren seine Ruhe, seine Kraft, die Entfernung zur Erde und die Geduld, mit der er am Himmel verweilt. Machen Sie die Übung, so gut es Ihnen möglich ist.

Beenden Sie die Übung, indem Sie hinspüren, in welcher Form sich Ihr Wohlgefühl erhöht hat. Vielleicht atmen Sie leichter und tiefer, sind energievoller, vielleicht ist Ihr Kopf klarer, vielleicht spüren Sie Erleichterung oder fühlen Sie sich zuversichtlicher und gelassener. Schenken Sie jedem kleinen Zeichen von Wohlgefühl Beachtung.

Heilübung Nr. 8

Machen Sie einen tiefen Atemzug.

Atmen Sie ein – halten Sie Ihren Atem an, zählen Sie in Gedanken bis vier, und atmen Sie wieder aus. Wiederholen Sie diesen Ablauf einige Male.

Oder:

Streichen Sie zart und achtsam über Ihre Haut, und konzentrieren Sie sich ganz auf die Berührung.

Beenden Sie die Übung, indem Sie hinspüren, in welcher Form sich Ihr Wohlgefühl erhöht hat. Vielleicht atmen Sie leichter und tiefer, sind energievoller, vielleicht ist Ihr Kopf klarer, vielleicht spüren Sie Erleichterung oder fühlen Sie sich zuversichtlicher und gelassener. Schenken Sie jedem kleinen Zeichen von Wohlgefühl Beachtung.

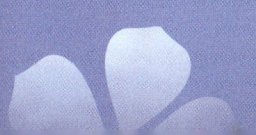

Heilübung Nr. 9

Machen Sie einen tiefen Atemzug.

Denken Sie an eine Person, Situation oder was auch immer Sie gerade belastet. Konzentrieren Sie sich darauf, und spüren Sie hin, wo genau im Körper Sie diese belastenden Gedanken wahrnehmen. Das Unwohlsein kann sich im Körper beispielsweise in Form von Schwere, Anspannung, Kurzatmigkeit, Ziehen, Druck, unangenehmem Kribbeln oder Pulsieren bemerkbar machen.

Wenn Sie mögen, legen Sie eine Hand auf diese Körperstelle. Entspannen Sie diese Körperstelle. Sie können die Körperstelle reiben, dort hinatmen oder jede andere Art von Entspannung durchführen, die Sie kennen.

Denken Sie erneut an die belastende Situation. Was hat sich zum Positiven verändert?

Beenden Sie die Übung, indem Sie hinspüren, in welcher Form sich Ihr Wohlgefühl erhöht hat. Vielleicht atmen Sie leichter und tiefer, sind energievoller, vielleicht ist Ihr Kopf klarer, vielleicht spüren Sie Erleichterung oder fühlen Sie sich zuversichtlicher und gelassener. Schenken Sie jedem kleinen Zeichen von Wohlgefühl Beachtung.

Heilübung Nr. 10

Machen Sie einen tiefen Atemzug.

Denken Sie an etwas, was Sie ängstigt. Spüren Sie in Ihren Körper hinein. Wo nehmen Sie die Anspannung (Schwere, Kurzatmigkeit, Ziehen, Druck, unangenehmes Kribbeln oder Pulsieren) zu diesem angstbesetzten Gedanken wahr? Wandeln Sie dieses Gefühl in ein Gefühl des Vertrauens. Denken Sie einfach an etwas was Sie im Schlaf können, wie z. B. Auto fahren, Zähne putzen, telefonieren und fokussieren Sie sich eine Minute lang auf dieses Gefühl des Vertrauens.

Beenden Sie die Übung, indem Sie hinspüren, in welcher Form sich Ihr Wohlgefühl erhöht hat. Vielleicht atmen Sie leichter und tiefer, sind energievoller, vielleicht ist Ihr Kopf klarer, vielleicht spüren Sie Erleichterung oder fühlen Sie sich zuversichtlicher und gelassener. Schenken Sie jedem kleinen Zeichen von Wohlgefühl Beachtung.

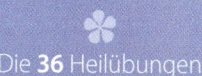

Heilübung Nr. 11

Machen Sie einen tiefen Atemzug.

Schenken Sie sich eine Minute »Gedankenwellness«. Denken Sie nur schöne Gedanken. Je schöner und bunter sie sind, desto besser. Blenden Sie jeden unangenehmen Gedanken sofort aus. Seien Sie freundlich und liebevoll zu sich, und verwöhnen Sie sich.

Beenden Sie die Übung, indem Sie hinspüren, in welcher Form sich Ihr Wohlgefühl erhöht hat. Vielleicht atmen Sie leichter und tiefer, sind energievoller, vielleicht ist Ihr Kopf klarer, vielleicht spüren Sie Erleichterung oder fühlen Sie sich zuversichtlicher und gelassener. Schenken Sie jedem kleinen Zeichen von Wohlgefühl Beachtung.

Heilübung Nr. 12

Machen Sie einen tiefen Atemzug.

Verschenken Sie schöne Gedanken an andere Menschen. Stellen Sie sich vor, jeder Gedanke zieht wie eine Wolke zu den Menschen, die Sie ansprechen wollen, und hüllt sie ein.

Verschenken Sie bunte Luftballons, Vogelzwitschern, die Erinnerung an den Spaziergang am Strand, die Freude über den ersten Schnee oder das Glück dieses Moments. Das sind nur einige Beispiele an schöne Gedanken, die Sie verschenken können. Verschenken Sie alles, was Sie schön finden.

Beenden Sie die Übung, indem Sie hinspüren, in welcher Form sich Ihr Wohlgefühl erhöht hat. Vielleicht atmen Sie leichter und tiefer, sind energievoller, vielleicht ist Ihr Kopf klarer, vielleicht spüren Sie Erleichterung oder fühlen Sie sich zuversichtlicher und gelassener. Schenken Sie jedem kleinen Zeichen von Wohlgefühl Beachtung.

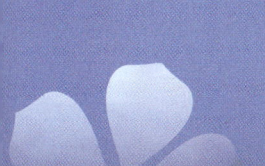

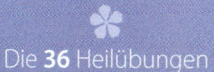

Heilübung Nr. 13

Machen Sie einen tiefen Atemzug.

Jeder von uns hat Körperstellen, die ihm nicht gefallen. Das kann die Nase, der Po, es können die Zähne, die Oberarme oder jedes andere Körperteil sein.

Beschenken Sie eine dieser Körperstellen mit spielerischer Leichtigkeit. Eine Leichtigkeit, wie sie z. B eine Feder im Wind hat, eine Ente, die auf den Wellen schaukelt, oder ein Spatz, der auf dem Boden hüpft. Legen Sie Ihre Hand auf diese Körperstelle, und stellen Sie sich vor, Sie geben diese Energie in Form eines Bildes da hinein.

Beenden Sie die Übung, indem Sie hinspüren, in welcher Form sich Ihr Wohlgefühl erhöht hat. Vielleicht atmen Sie leichter und tiefer, sind energievoller, vielleicht ist Ihr Kopf klarer, vielleicht spüren Sie Erleichterung oder fühlen Sie sich zuversichtlicher und gelassener. Schenken Sie jedem kleinen Zeichen von Wohlgefühl Beachtung.

Heilübung Nr. 14

Machen Sie einen tiefen Atemzug.

Tauchen Sie ein in das Gefühl der Freiheit: Stellen Sie sich vor, Sie kreisen wie ein Adler am Himmel, stehen auf einem Berggipfel und können in alle Richtungen schauen. Sie können endlos weit laufen, ohne dass eine Grenze auftaucht. Sie schwimmen weit ins Meer hinaus, oder Sie sind ein Luftballon, der gen Himmel fliegt.

Sie können jedes Bild nehmen, das Sie mit Freiheit verbinden.

Beenden Sie die Übung, indem Sie hinspüren, in welcher Form sich Ihr Wohlgefühl erhöht hat. Vielleicht atmen Sie leichter und tiefer, sind energievoller, vielleicht ist Ihr Kopf klarer, vielleicht spüren Sie Erleichterung oder fühlen Sie sich zuversichtlicher und gelassener. Schenken Sie jedem kleinen Zeichen von Wohlgefühl Beachtung.

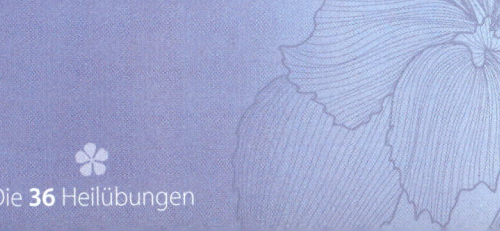

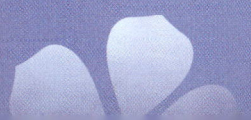

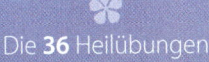

Heilübung Nr. 15

Machen Sie einen tiefen Atemzug.

Ändern Sie eine Regel.
Machen Sie sich bewusst, dass Ihr Leben voller Regeln ist. Was Sie für richtig und falsch halten, was Sie schön oder hässlich finden, was Sie tun dürfen und was nicht oder was sich gehört und was nicht und vieles mehr. Vielleicht fällt Ihnen auch spontan eine Regel ein, die Sie mit Ihrem Anliegen verbinden.

Der Sinn der Übung ist, eine Regel zu ändern. Das kann eine große Regel sein, z. B. sich jetzt zu entscheiden, anders auf XY zu reagieren, oder eine kleine Regel, z. B. einen Dekorationsgegenstand woanders hinzustellen.

Wenn Ihnen keine Regel einfällt, dann geben Sie sich generell das Recht, Regeln zu ändern, oder erlauben Sie sich, eine Regel zu ändern, sobald Ihnen eine einfällt. Halten Sie diesen Gedanken für eine Minute fest.

Beenden Sie die Übung, indem Sie hinspüren, in welcher Form sich Ihr Wohlgefühl erhöht hat. Vielleicht atmen Sie leichter und tiefer, sind energievoller, vielleicht ist Ihr Kopf klarer, vielleicht spüren Sie Erleichterung oder fühlen Sie sich zuversichtlicher und gelassener. Schenken Sie jedem kleinen Zeichen von Wohlgefühl Beachtung.

Heilübung Nr. 16

Machen Sie einen tiefen Atemzug.

Sie dürfen sich ausdehnen, so weit, so hoch, so tief Sie mögen, nach vorne, nach hinten, nach rechts und nach links, dehnen Sie sich in alle Richtungen. Dehnen Sie sich so weit aus, wie Sie es sich nur vorstellen können. Gehen Sie durch Mauern, Häuser und andere Begrenzungen. Es gibt keine Grenze für Ihre Ausdehnung. Nehmen Sie sich den Raum, und genießen Sie das Gefühl, so grenzenlos weit zu sein.

Beenden Sie die Übung, indem Sie hinspüren, in welcher Form sich Ihr Wohlgefühl erhöht hat. Vielleicht atmen Sie leichter und tiefer, sind energievoller, vielleicht ist Ihr Kopf klarer, vielleicht spüren Sie Erleichterung oder fühlen Sie sich zuversichtlicher und gelassener. Schenken Sie jedem kleinen Zeichen von Wohlgefühl Beachtung.

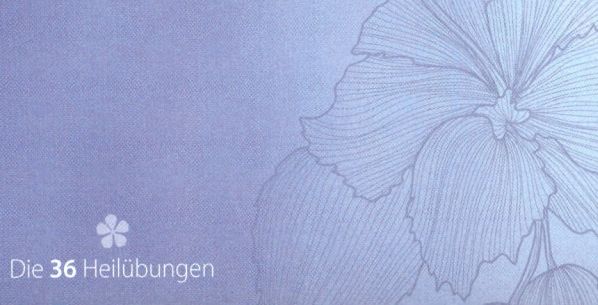

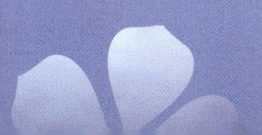

Heilübung Nr. 17

Machen Sie einen tiefen Atemzug.

Schenken Sie Ihrem Körper eine Minute uneingeschränkte Aufmerksamkeit. Das können Sie auf vielerlei Weise tun:

* Sie können dasitzen und sich nur auf Ihren Körper fixieren.
* Sie können über Ihren Körper streichen.
* Sie können immer wieder über eine Körperstelle streichen.
* Sie können einfach Ihre Hand betrachten.
* Sie können Ihre Wange berühren.
* Sie können zuhören, was Ihr Körper Ihnen gerade zuflüstert.
* Sie können diese Übung umsetzen, wie immer Sie wollen.

Beenden Sie die Übung, indem Sie hinspüren, in welcher Form sich Ihr Wohlgefühl erhöht hat. Vielleicht atmen Sie leichter und tiefer, sind energievoller, vielleicht ist Ihr Kopf klarer, vielleicht spüren Sie Erleichterung oder fühlen Sie sich zuversichtlicher und gelassener. Schenken Sie jedem kleinen Zeichen von Wohlgefühl Beachtung.

Heilübung Nr. 18

Machen Sie einen tiefen Atemzug.

Sie haben in Ihrem Leben viele Situationen erlebt, in denen Sie das Gefühl von Vertrauen, Freude oder heiterer Gelassenheit sehr deutlich gespürt haben. Entscheiden Sie, auf welches dieser drei Gefühle Sie sich konzentrieren möchten.

Stöbern Sie in Ihren Erinnerungen, und lassen Sie eine Situation zu Ihrem ausgewählten Gefühl auftauchen. Tauchen Sie immer mehr in die Erinnerung ein, nehmen Sie sie mit allen Sinnen wahr, und vor allem spüren Sie das Gefühl von Vertrauen/Freude/Gelassenheit darin. Stellen Sie sich vor, Sie können dieses Gefühl wie einen Wasserhahn immer weiter aufdrehen und förmlich in ihm baden.

Beenden Sie die Übung, indem Sie hinspüren, in welcher Form sich Ihr Wohlgefühl erhöht hat. Vielleicht atmen Sie leichter und tiefer, sind energievoller, vielleicht ist Ihr Kopf klarer, vielleicht spüren Sie Erleichterung oder fühlen Sie sich zuversichtlicher und gelassener. Schenken Sie jedem kleinen Zeichen von Wohlgefühl Beachtung.

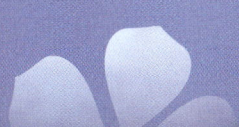

Heilübung Nr. 19

Machen Sie einen tiefen Atemzug.

Erkennen Sie Gutes und Schönes an sich / einer Situation / einem Menschen / einem Anliegen, und konzentrieren Sie sich so lange darauf, bis Sie dazu ein Wohlgefühl in Ihrem Körper spüren.

Alternativ können Sie entscheiden, wie Sie sich jetzt gerade fühlen wollen, und etwas tun, was Sie mit diesem Gefühl in Verbindung bringen. Wollen Sie sich jetzt z. B. glücklich fühlen, dann denken Sie an glückliche Menschen, oder aktivieren Sie glückliche Erinnerungen. Wenn Sie jetzt fröhlich sein möchten, dann summen Sie ein fröhliches Lied, oder schauen Sie den Vögeln zu.

Beenden Sie die Übung, indem Sie hinspüren, in welcher Form sich Ihr Wohlgefühl erhöht hat. Vielleicht atmen Sie leichter und tiefer, sind energievoller, vielleicht ist Ihr Kopf klarer, vielleicht spüren Sie Erleichterung oder fühlen Sie sich zuversichtlicher und gelassener. Schenken Sie jedem kleinen Zeichen von Wohlgefühl Beachtung.

Heilübung Nr. 20

Machen Sie einen tiefen Atemzug.

Verbinden Sie sich intensiv mit einer Naturkraft, die Ihnen jetzt guttut. Das könnte z. B. die Sonne, ein Fluss, das Meer, der Sternenhimmel, eine Pflanze oder ein Tier sein. Vertrauen Sie Ihrer spontanen Eingebung.

Stellen Sie sich dann vor, diese Naturkraft würde Sie mit ihrer Energie überschütten, Sie nähren und stärken, in jede Ihrer Zellen fließen und Sie zum Leuchten und Strahlen bringen.

Beenden Sie die Übung, indem Sie hinspüren, in welcher Form sich Ihr Wohlgefühl erhöht hat. Vielleicht atmen Sie leichter und tiefer, sind energievoller, vielleicht ist Ihr Kopf klarer, vielleicht spüren Sie Erleichterung oder fühlen Sie sich zuversichtlicher und gelassener. Schenken Sie jedem kleinen Zeichen von Wohlgefühl Beachtung.

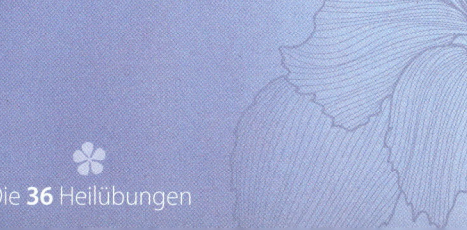

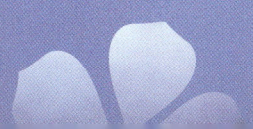

Heilübung Nr. 21

Machen Sie einen tiefen Atemzug.

Tauchen Sie völlig in den gegenwärtigen Augenblick ein, und besingen Sie ihn mit einem Vokal, der Ihnen jetzt gerade in den Sinn kommt. Tönen Sie das »a«, »e«, »i«, »o« oder »u« in der Lautstärke, Länge und Intensität, die Ihnen jetzt gerade guttut.

Alternativ können Sie einen Alltagsgegenstand zur Hand nehmen und sich eine Minute darauf konzentrieren, seine Schönheit zu entdecken. Es ist egal, ob Sie einen Stift, einen Locher, eine Gabel oder eine Wäscheklammer betrachten. Schönheit lässt sich in allem finden.

Beenden Sie die Übung, indem Sie hinspüren, in welcher Form sich Ihr Wohlgefühl erhöht hat. Vielleicht atmen Sie leichter und tiefer, sind energievoller, vielleicht ist Ihr Kopf klarer, vielleicht spüren Sie Erleichterung oder fühlen Sie sich zuversichtlicher und gelassener. Schenken Sie jedem kleinen Zeichen von Wohlgefühl Beachtung.

Heilübung Nr. 22

Machen Sie einen tiefen Atemzug.

Erfreuen Sie sich an etwas in diesem Moment. Vielleicht hören Sie einen Vogel zwitschern, jemanden auf der Straße lachen, sehen einen Radfahrer vorbeifahren und freuen sich, dass er so gut vorankommt, hören jemanden entspannt atmen, bemerken, wie eine Katze durch Nachbars Garten schleicht, genießen den Duft von frischem Brot oder erfreuen sich daran, dass es Sie gibt.

Jeder Moment hält eine Fülle von Freude bereit. Sie finden sicher noch viele andere schöne Dinge in diesem Moment.

Beenden Sie die Übung, indem Sie hinspüren, in welcher Form sich Ihr Wohlgefühl erhöht hat. Vielleicht atmen Sie leichter und tiefer, sind energievoller, vielleicht ist Ihr Kopf klarer, vielleicht spüren Sie Erleichterung oder fühlen Sie sich zuversichtlicher und gelassener. Schenken Sie jedem kleinen Zeichen von Wohlgefühl Beachtung.

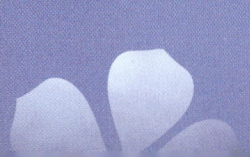

Heilübung Nr. 23

Machen Sie einen tiefen Atemzug.

Überlegen Sie sich, welche neue Sichtweise, welchen neuen Umgang oder welche andere Art der Haltung Sie jetzt in Bezug auf Ihr Anliegen einnehmen könnten. Probieren Sie einfach leicht und spielerisch etwas anderes aus. Wie gravierend die Änderung ist, ist nicht entscheidend. Verändern Sie das, was Ihnen möglich ist.

Sie könnten sich vorstellen, einem Menschen, der Sie ärgert, einen Luftkuss zu schicken, beim lärmenden Nachbarn zu klingeln und ihm im Gegenzug für etwas mehr Ruhe eine Schokolade zu überreichen, oder Sie entscheiden sich dazu, in einem schwierigen Gespräch Ihre Körperhaltung zu verändern. Für was auch immer Sie sich entscheiden, stellen Sie es sich in Ihrer Fantasie so realistisch wie möglich vor.

Beenden Sie die Übung, indem Sie hinspüren, in welcher Form sich Ihr Wohlgefühl erhöht hat. Vielleicht atmen Sie leichter und tiefer, sind energievoller, vielleicht ist Ihr Kopf klarer, vielleicht spüren Sie Erleichterung oder fühlen Sie sich zuversichtlicher und gelassener. Schenken Sie jedem kleinen Zeichen von Wohlgefühl Beachtung.

Heilübung Nr. 24

Machen Sie einen tiefen Atemzug.

Beobachten Sie eine Minute lang Ihren Atem, und spüren Sie das Geschenk Ihres Lebens, jetzt auf dieser Welt zu sein, jetzt da zu sein, zu leben, zu atmen und einfach Sie selbst zu sein.

Oder erinnern Sie sich an einen Neubeginn in Ihrem Leben, so gut und so deutlich, wie es Ihnen möglich ist.

Beenden Sie die Übung, indem Sie hinspüren, in welcher Form sich Ihr Wohlgefühl erhöht hat. Vielleicht atmen Sie leichter und tiefer, sind energievoller, vielleicht ist Ihr Kopf klarer, vielleicht spüren Sie Erleichterung oder fühlen Sie sich zuversichtlicher und gelassener. Schenken Sie jedem kleinen Zeichen von Wohlgefühl Beachtung.

Heilübung Nr. 25

Machen Sie einen tiefen Atemzug.

Loben und segnen Sie Ihren Körper. Beginnen Sie bei Ihrem Kopf, und gehen Sie gedanklich Stück für Stück zu jeder Körperstelle, zu jedem Organ, zu Ihren Knochen, Ihrem Blut, Ihrer Haut und Ihren Haaren. Erfreuen Sie sich an Ihrem Körper, der Ihnen jeden Tag so gute Dienste leistet.

Beenden Sie die Übung, indem Sie hinspüren, in welcher Form sich Ihr Wohlgefühl erhöht hat. Vielleicht atmen Sie leichter und tiefer, sind energievoller, vielleicht ist Ihr Kopf klarer, vielleicht spüren Sie Erleichterung oder fühlen Sie sich zuversichtlicher und gelassener. Schenken Sie jedem kleinen Zeichen von Wohlgefühl Beachtung.

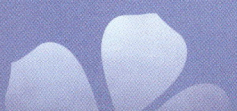

Heilübung Nr. 26

Machen Sie einen tiefen Atemzug.

Erwecken Sie das Gefühl von Liebe in sich. Suchen Sie sich dazu eine Erinnerung, in der dieses Gefühl ganz stark vorhanden ist. Tauchen Sie ein in dieses Gefühl der Liebe, und spüren Sie, wo in Ihrem Körper Sie es besonders intensiv wahrnehmen. Legen Sie eine Hand auf diese Stelle, und atmen Sie im Gefühl der Liebe tief ein und aus. Genießen Sie dieses Gefühl, so lange Sie wollen.

Beenden Sie die Übung, indem Sie hinspüren, in welcher Form sich Ihr Wohlgefühl erhöht hat. Vielleicht atmen Sie leichter und tiefer, sind energievoller, vielleicht ist Ihr Kopf klarer, vielleicht spüren Sie Erleichterung oder fühlen Sie sich zuversichtlicher und gelassener. Schenken Sie jedem kleinen Zeichen von Wohlgefühl Beachtung.

Heilübung Nr. 27

Machen Sie einen tiefen Atemzug.

Loben Sie sich eine Minute lang. Loben Sie alles an sich, was Ihnen gerade in den Sinn kommt, Ihre äußerlichen und innerlichen Vorzüge, Ihre Talente und Ihre Potenziale. Lassen Sie dabei keinen einzigen kritischen Gedanken zu. Wenn Ihnen nichts mehr einfällt, dann fangen Sie einfach wieder von vorne an.

Erinnern Sie sich an Aloha: Eigenlob heilt!

Beenden Sie die Übung, indem Sie hinspüren, in welcher Form sich Ihr Wohlgefühl erhöht hat. Vielleicht atmen Sie leichter und tiefer, sind energievoller, vielleicht ist Ihr Kopf klarer, vielleicht spüren Sie Erleichterung oder fühlen Sie sich zuversichtlicher und gelassener. Schenken Sie jedem kleinen Zeichen von Wohlgefühl Beachtung.

Heilübung Nr. 28

Machen Sie einen tiefen Atemzug.

Danken Sie für alles, was gut in Ihrem Leben ist, was Sie freut und glücklich macht. Danken Sie den materiellen Dingen, den Menschen und den Erkenntnissen, dem Ort, an dem Sie leben und allem, was Ihnen sonst noch einfällt.

Beenden Sie die Übung, indem Sie hinspüren, in welcher Form sich Ihr Wohlgefühl erhöht hat. Vielleicht atmen Sie leichter und tiefer, sind energievoller, vielleicht ist Ihr Kopf klarer, vielleicht spüren Sie Erleichterung oder fühlen Sie sich zuversichtlicher und gelassener. Schenken Sie jedem kleinen Zeichen von Wohlgefühl Beachtung.

Heilübung Nr. 29

Machen Sie einen tiefen Atemzug.

Denken Sie an Ihren Körper, und machen Sie sich bewusst, was Sie mit ihm Körper alles machen können. Denken Sie an die unzähligen Bewegungen, die Sie tagtäglich ausführen, vom Kopfnicken bis zum Lächeln. Machen Sie sich bewusst, welche Tätigkeiten Sie mit Ihrem Körper ausführen können, angefangen beim Essen bis hin zum Fahrradfahren und dem Tragen von schweren Gegenständen.

Beenden Sie die Übung, indem Sie hinspüren, in welcher Form sich Ihr Wohlgefühl erhöht hat. Vielleicht atmen Sie leichter und tiefer, sind energievoller, vielleicht ist Ihr Kopf klarer, vielleicht spüren Sie Erleichterung oder fühlen Sie sich zuversichtlicher und gelassener. Schenken Sie jedem kleinen Zeichen von Wohlgefühl Beachtung.

Heilübung Nr. 30

Machen Sie einen tiefen Atemzug.

Erinnern Sie sich an Situationen in Ihrem Leben, in denen Sie etwas richtig gemacht, richtig entschieden oder etwas erreicht haben, was Sie sich vorgenommen haben. Wie hat sich das angefühlt? Erleben Sie dieses Gefühl jetzt noch einmal, und verstärken Sie es.

Beenden Sie die Übung, indem Sie hinspüren, in welcher Form sich Ihr Wohlgefühl erhöht hat. Vielleicht atmen Sie leichter und tiefer, sind energievoller, vielleicht ist Ihr Kopf klarer, vielleicht spüren Sie Erleichterung oder fühlen Sie sich zuversichtlicher und gelassener. Schenken Sie jedem kleinen Zeichen von Wohlgefühl Beachtung.

Heilübung Nr. 31

Beginnen Sie mit einem tiefen Atemzug.

Machen Sie sich bewusst, wie oft Sie Ihre Macht, Ihr Leben zu gestalten, heute schon genutzt haben. Gehen Sie in Gedanken noch einmal durch Ihren Tag. Was haben Sie alles gemacht, seit Sie aufgestanden sind? Die Zähne geputzt, Kaffee getrunken, Zeitung gelesen, Auto gefahren, die Kollegen begrüßt, die Mülleimer vor die Tür gestellt, Tausende von Gedanken gedacht und Gefühle produziert ... das alles ist nur entstanden, weil Sie Ihre Macht benutzt haben. Ohne Ihre Macht würden Sie jetzt immer noch im Bett liegen.

Wenn Sie an all diese Dinge denken, wo in Ihrem Körper spüren Sie Ihre Macht? Wo ist sie zu Hause? Berühren Sie diese Körperstelle, und bleiben Sie mit ihr in Verbindung, so lange Sie mögen.

Beenden Sie die Übung, indem Sie hinspüren, in welcher Form sich Ihr Wohlgefühl erhöht hat. Vielleicht atmen Sie leichter und tiefer, sind energievoller, vielleicht ist Ihr Kopf klarer, vielleicht spüren Sie Erleichterung oder fühlen Sie sich zuversichtlicher und gelassener. Schenken Sie jedem kleinen Zeichen von Wohlgefühl Beachtung.

Heilübung Nr. 32

Machen Sie einen tiefen Atemzug.

Demonstrieren Sie Ihre Macht, indem Sie sich mit etwas verbinden. Stellen Sie gedanklich eine Verbindung zu einem der vier Elemente (Feuer, Wasser, Luft oder Erde) her.

Spüren Sie die Macht in dem Element Ihrer Wahl so deutlich, wie es Ihnen möglich ist. Nehmen Sie mit dieser Kraft eine heilende Handlung für sich vor. Eine heilende Handlung kann eine sanfte Berührung, eine Entscheidung, eine Gefühlsänderung, ein heilsamer Gedanke, zwei Minuten der Ruhe oder auch etwas ganz anderes sein. Sie entscheiden!

Beenden Sie die Übung, indem Sie hinspüren, in welcher Form sich Ihr Wohlgefühl erhöht hat. Vielleicht atmen Sie leichter und tiefer, sind energievoller, vielleicht ist Ihr Kopf klarer, vielleicht spüren Sie Erleichterung oder fühlen Sie sich zuversichtlicher und gelassener. Schenken Sie jedem kleinen Zeichen von Wohlgefühl Beachtung.

Heilübung Nr. 33

Machen Sie einen tiefen Atemzug.

Finden Sie eine Körperstelle, die jetzt gerade angespannt ist oder schmerzt. Beklopfen Sie sie mit Ihren Fingerkuppen oder Ihren Handknöcheln in der Intensität Ihrer Wahl. Führen Sie das Klopfen als heilende Handlung aus, mit dem Ziel, die Flexibilität an dieser Körperstelle wachzurütteln.

Oder:

Bringen Sie etwas in Ihrer Umgebung in eine neue Harmonie, ordnen Sie es anders an. Sie können die Blumen in der Vase anders arrangieren, das Haar von Ihrem Pullover entfernen, eine Tasse spülen, etwas umdekorieren oder wegräumen, ein welkes Blatt von einer Pflanze entfernen oder den Müll rausbringen. Sie können alles um Sie herum in eine neue Harmonie bringen, suchen Sie sich einfach etwas aus.

Beenden Sie die Übung, indem Sie hinspüren, in welcher Form sich Ihr Wohlgefühl erhöht hat. Vielleicht atmen Sie leichter und tiefer, sind energievoller, vielleicht ist Ihr Kopf klarer, vielleicht spüren Sie Erleichterung oder fühlen Sie sich zuversichtlicher und gelassener. Schenken Sie jedem kleinen Zeichen von Wohlgefühl Beachtung.

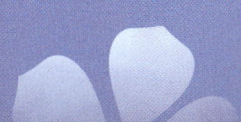

Heilübung Nr. 34

Machen Sie einen tiefen Atemzug.

Wirken Sie heilend, und verschenken Sie imaginäre Überraschungen an andere Menschen – an Menschen, mit denen Sie persönlich verbunden sind, genauso wie an Menschen, die Sie nicht persönlich kennen. Verschenken Sie, was Ihnen Freude macht. Im Land der Fantasie ist alles möglich! Die Energie Ihrer Gedanken findet den Weg zu den Empfängern.

Sie können die Menschen mit rosa gepunkteten Luftballons, fliegenden Elefanten, Containern voll mit leckerer Nahrung oder fröhlichen Delfinen beglücken. Lassen Sie Ihrer Fantasie freien Lauf, und haben Sie einfach Spaß an Ihren Geschenken und am Verschenken.

Beenden Sie die Übung, indem Sie hinspüren, in welcher Form sich Ihr Wohlgefühl erhöht hat. Vielleicht atmen Sie leichter und tiefer, sind energievoller, vielleicht ist Ihr Kopf klarer, vielleicht spüren Sie Erleichterung oder fühlen Sie sich zuversichtlicher und gelassener. Schenken Sie jedem kleinen Zeichen von Wohlgefühl Beachtung.

Heilübung Nr. 35

Machen Sie einen tiefen Atemzug.

Denken Sie an Ihr Anliegen. Stellen Sie sich vor, die Lösung dazu ist in Form einer Flasche mit magischer Flüssigkeit in einem Hochsicherheitsgefängnis deponiert. Dort gibt es Bewegungsmelder, Überwachungskameras, Stacheldraht, und überall sind Patrouillen.

Schließen Sie Ihre Augen, stellen Sie sich das Szenario vor, und finden Sie mithilfe Ihrer Fantasie drei Wege, ganz einfach in dieses Gefängnis hineinzukommen.

Nachdem Sie die Hindernisse mithilfe einer der drei Möglichkeit überwunden haben, trinken Sie die magische Flüssigkeit und vertrauen darauf, dass Sie die Lösung in sich tragen.

Beenden Sie die Übung, indem Sie hinspüren, in welcher Form sich Ihr Wohlgefühl erhöht hat. Vielleicht atmen Sie leichter und tiefer, sind energievoller, vielleicht ist Ihr Kopf klarer, vielleicht spüren Sie Erleichterung oder fühlen Sie sich zuversichtlicher und gelassener. Schenken Sie jedem kleinen Zeichen von Wohlgefühl Beachtung.

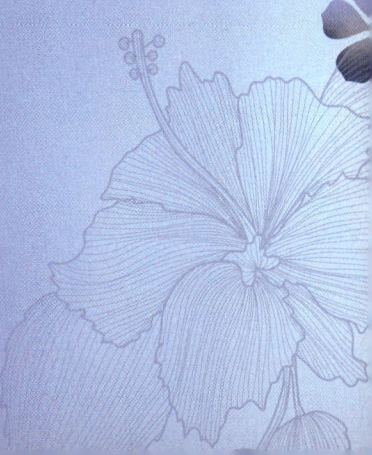

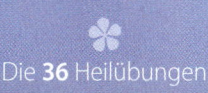

Heilübung Nr. 36

Machen Sie einen tiefen Atemzug.

Denken Sie an Ihr Anliegen, und erwarten Sie das Beste. Haben Sie keine Angst, wenn Zweifel oder Unsicherheit auftauchen, schenken Sie ihnen keine Aufmerksamkeit. Erwarten Sie das Beste. Wie fühlt es sich an, das Beste zu erwarten. Konzentrieren Sie sich eine Minute lang darauf.

Beenden Sie die Übung, indem Sie hinspüren, in welcher Form sich Ihr Wohlgefühl erhöht hat. Vielleicht atmen Sie leichter und tiefer, sind energievoller, vielleicht ist Ihr Kopf klarer, vielleicht spüren Sie Erleichterung oder fühlen Sie sich zuversichtlicher und gelassener. Schenken Sie jedem kleinen Zeichen von Wohlgefühl Beachtung.

Abschlusssegen und Dank

*»No'eau ka hana a ka ua,
akamai a'imina o ka no'ono'o«*

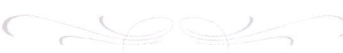

»Sei weise im Tun und schlau im Denken.«

Möge Ihr Denken und Handeln mit Harmonie gesegnet sein.

Susanne Weikl

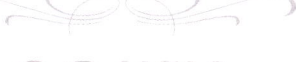

*DANKE
an alle,
die zur Entstehung
dieses Buches beigetragen haben.
Danke!*

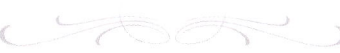

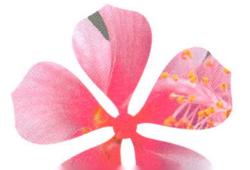

Über die Autorin

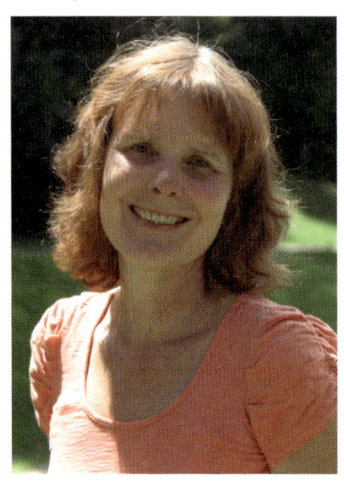

Susanne Weikl ist Heilpraktikerin (Psychotherapie), schamanische Heilerin und Alaka'i (Huna-Lehrerin) von Aloha International, Hawaii. Mit Anfang 40 richtete sie ihr Leben neu aus, beendete ihre langjährige Tätigkeit in der Personalentwicklung einer Bank und widmete sich ganz der Heilarbeit. Mit Leidenschaft ist sie dem Geheimnis der Heilung auf der Spur. In ihrer Arbeit profitiert sie dabei von ihren Begegnungen und dem Austausch mit Heilern weltweit.

Seit mehr als 10 Jahren arbeitet sie als Therapeutin und Heilerin in ihrer eigenen Praxis in Neu-Ulm. Ihr breites Wissen gibt sie mit Begeisterung in Einzelsitzungen, Trainings und in der Ausbildung zum zertifizierten Huna Practitioner© weiter. Dabei bevorzugt sie einfache Lösungen und bietet einen Heilweg an, der Harmonie und Lebensfreude vermehrt.

Die Natur ist ihre Inspirationsquelle für neue Ideen und Impulse. Sie hört und erzählt gerne Erfolgsgeschichten und fordert die Menschen auf, ihre enormen Heilkräfte zu aktivieren. Ihr Ziel ist es, ihre Kursteilnehmer zu ermächtigen, eine individuelle Art des Heilens, ihr Huna zu finden.

www.susanne-weikl.de

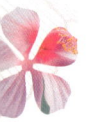

Bildnachweis